나를 위한 약초 공부

우리나라 한방
산약초 백과

초본
산약초
100가지

우리나라 한방
산약초 백과

🌿 초본 산약초 100가지

초판 2쇄 발행 2022년 2월 15일

편저 장기성

펴낸곳 도서출판 이비컴
펴낸이 강기원

디자인 이유진
편 집 윤다영
마케팅 박선왜
사 진 제갈영

주   소 서울 동대문구 천호대로81길 23, 201호
대표전화 (02)2254-0658 팩스 (02)2254-0634
전자우편 bookbee@naver.com

등록번호 제6-0596호(2002. 4. 9)
ISBN   978-89-6245-178-8 (14510)
        978-89-6245-177-1 (세트)

나를 위한 약초 공부

우리나라 한방 산약초 백과

장기성 편저

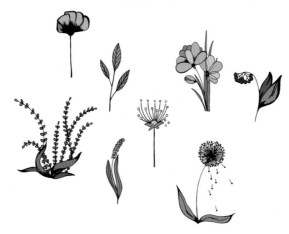

초본
산약초
100가지

이비락樂

일러두기

- 이 책에는 우리나라 산과 들, 그리고 농가에서 재배하는 대표적인 약용 초본식물 기본 100종과 동종의 약성을 갖는 유사종 70여 종을 소개하고 있다.
- 식물의 분류는 기본적으로 식물의 과(科)별로 분류하여 수록하였다.
- 약용식물에 대한 사진 배치는 전초, 꽃, 잎, 열매, 뿌리 등과 약재 순으로 배치하였으며, 지면 또는 사정상 제외된 사진도 있다. 아울러 이해를 돕기 위해 약성이 비슷한 유사종을 추가한 종도 있음을 밝혀둔다.
- 식물에 대한 기본 정보는 식물명과 과명, 식물의 생육상 정보를 우선적으로 표시하였고, 해당 식물의 생약명, 이명, 효능, 이용 부위, 성미, 귀경, 용법용량, 이용법 등을 나누어 정리해두었다.
- 본문의 《TIP》 표시는 해당 식물의 다양한 이용법을 소개하되, 주 내용은 산나물, 약차, 약술, 효소 등 간단한 이용법을 소개하였다. 아울러 《민간요법》은 동의보감이나 옛 문헌을 통해 전해 내려오는 민간 처방을 참고로 소개한 것이다.
- 약용식물에 대한 초보자를 위해 이해하기 어려운 한자식 병명 등의 한방용어는 부록의 한방용어 해설을 참조하기 바란다.
- 본 도서는 산림청 국립수목원과 한국식물분류학회가 공동으로 운영하는 '국가표준식물목록'의 최근 자료에 의한 국명과 학명, 정명을 따르되, 필요에 의해 보편적으로 사용하는 견해를 반영한 것도 있음을 밝혀둔다.

머리말

인간은 자연의 섭리를 거역하여 살 수 없습니다. 인간의 면역체계를 위협하는 바이러스는 날로 변종되면서 우리에게 더욱 무섭게 다가옵니다. 최근 '코로나바이러스감염증-19'는 우리 삶의 패러다임을 상당 부분 바꾸어놓았습니다. 그러기에 우리는 자연의 위대함에 순응하며, 자연과 문명의 이기(利器)를 조화롭게 활용하며 살아가야 합니다.

병(病)이 있는 곳에 약(藥)이 있다고 했습니다. 자연에 흠뻑 빠져 틈나는 날이면 카메라 둘러매고 수목원이며 산과 들을 쏘다니길 수년. 오늘은 어떤 풀꽃나무를 만날까 하는 기대에 들떠있는 마음을 숨길 수 없었습니다. 자연에서 만난 풀꽃나무는 내 삶의 충만함은 물론, 평안함까지 가져다 주었습니다.

돌이켜, 자연과 땅이 주는 삶의 철학을 생각해보았습니다.

땅은 거짓 없이 뿌린 만큼 거둔다고 했던가요. 명약(名藥)은 멀리 있는 것이 아니라, 주변을 둘러보면 들이나 산에 핀 작은 한 송이의 풀마저 소중한 약이 되며, 일상생활의 식탁에서 소비하는 푸성귀 하나까지도 우리의 살이 되고 피가 되지 않는 것이 없습니다. 볼품 없는 작은 풀꽃이라도 다 쓰임이 있듯이 이 작은 책을 통하여 산과 들에 핀 풀 한 포기조차 가벼이 여기지 않는 마음을 갖는다면 더 좋겠습니다.

산약초의 세계는 여전히 현대 의학에서 빼놓을 수 없는 중요한 연구 대상입니다. 알면 알수록 그 신비함에 빠져드는 우리나라 산약초를 통해 유용한 삶의 질을 개선해 나가시길 바랄 뿐입니다. 배려와 도움을 주신 분들에게 감사의 말씀을 드리며 특히, 산야초 연구가이신 허백 최양수 선생님의 많은 지도와 편달에 감사의 마음을 전합니다.

2020. 4

남송 장기성

약초 사용시 주의해야 할 점

- 특정 산약초를 사용하기 전에 자신의 질병을 정확히 알아야 하며, 질병은 전문가를 통한 의료시설에서 소변검사, 혈액검사, 방사선 등 종합검진을 통해 파악할 수 있다.

- 약초는 독성(毒性) 여부를 포함해 여러 가지 성분을 함유하여 다양한 약리작용을 갖는다. 따라서 약초를 통해 필요한 처방을 받으려면 반드시 전문 한의사의 지시에 따라야 한다.

- 본 책의 분류는 해당 초본식물의 대표적인 약리작용을 기준으로 세분화하였다. 어디까지나 대체요법에 준하는 수준에서 참고하기 바라며 개인이 함부로 산약초를 남획·채취하여 오남용을 해서는 안 된다.

- 본 책에 수록한 '생약명'은 중국의 의학문헌이나 우리나라 옛 의학문헌에서 표기했던 것으로, 조금씩 견해가 다를 수 있음을 참고하기 바란다. 가급적 일반화 된 생약명이나 시중에서 부르는 생약명을 사용하였다.

- 용법용량에 표기된 용량은 1일 2~3회 복용량 기준이며, 기본요법의 약재 총 무게가 20g 이하이면 물 200ml에, 30g이면 물 300ml에 달여 복용한다. 약재의 성질에 따라 반드시 독성 여부를 파악해야 하고, 단기복용 또는 장기복용의 차이도 있으므로 이를 명확히 알고 복용해야 한다.

- 용법용량에 표기된 용량은 부작용이 발생하지 않는 한도로 표시하였으나 환자의 상태에 따라 다를 수 있음을 참고하자. 개인의 체질과 질병 상태, 약재의 성질에 따라 부작용 등이 나타날 수 있으므로 반드시 전문가의 처방을 받아 약재를 써야 한다.

이 책의 구성

이 책에는 우리나라 산과 들, 그리고 농가에서 재배하는 대표적인 약용 초본식물 100종과 동종의 약성을 갖는 유사종 70여 종을 과(科)별로 소개하였다. 기본적으로 식물명, 과명, 학명으로 구성되며, 식물의 세부 생육상 정보를 담고 있다. 그 외 약식물 정보에 필요한 생약명, 이용부위, 효능, 성미, 사용법 등도 함께 소개하였다.

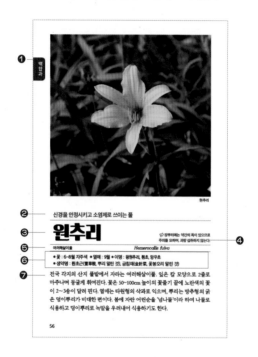

❶ 산약초가 속한 과명을 색깔로 분류하여 표시
❷ 산약초의 대표적인 효능을 표시
❸ 산약초의 이름을 표시
❹ 식물의 부작용이나 주의할 점을 표시
❺ 식물의 수명과 학명을 표시
❻ 꽃피는 시기와 색깔, 열매 맺는 시기, 다른 이름, 생약명을 표시
❼ 해당 식물에 대한 기본적인 생육상 정보를 설명

❽ 산약초의 부위별 채취시기와 독성 여부를 표시
❾ 질병 및 증세에 대한 해당 식물의 주요 효능 범위

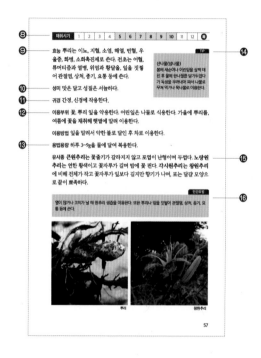

❽ 채취시기 | 1 | 2 | 3 | 4 | 5 | 6 | 7 | 8 | 9 | 10 | 11 | 12 | ●

❾ 효능 뿌리는 이뇨, 지혈, 소염, 해열, 빈혈, 우울증, 화병, 소화촉진제로 쓴다. 전초는 어혈, 류머티즘과 열병, 위염과 황달을, 잎을 짓찧어 관절염, 상처, 종기, 요통 등에 쓴다.

❿ 성미 맛은 달고 성질은 서늘하다.

⓫ 귀경 간경, 신경에 작용한다.

⓬ 이용부위 꽃, 뿌리 잎을 약용한다. 어린잎은 나물로 식용한다. 가을에 뿌리를, 여름에 꽃을 채취해 햇볕에 말려 이용한다.

이용방법 잎을 말려서 약한 불로 달인 후 차로 이용한다.

⓭ 용법용량 하루 3~9g을 물에 달여 복용한다.

유사종 큰원추리는 꽃줄기가 갈라지지 않고 포엽이 난형이며 두껍다. 노랑원추리는 연한 황색이고 꽃자루가 길며 밤에 꽃 핀다. 각시원추리는 왕원추리에 비해 전체가 작고 꽃자루가 잎보다 길지만 향기가 나며, 포는 달걀 모양으로 끝이 뾰족하다. ⓯

영이 많거나 크기가 날 때 원추리 성질을 이용한다. 또한 뿌리나 잎을 짓찧어 관절염, 상처, 종기, 요통 등에 쓴다. ⓰

뿌리　　　　왕원추리

57

❿ 산약초가 갖는 독특한 사기오미(四氣五味)를 표시
⓫ 해당 산약초가 인체에 미치는 주요 작용처를 표시
⓬ 해당 식물의 약리적 이용부위와 식용 여부, 이용방법 등을 표시
⓭ 보통 하루기준 또는 1회 기준의 약재 용량과 사용법을 표시
⓮ 산약초 활용 팁(산나물, 장아찌, 약차, 약술, 효소 등)을 소개
⓯ 비슷한 약성을 갖는 유사종과 구별 포인트를 소개
⓰ 민간에서 전해 내려오는 처방이나 활용 방법을 소개

차 례

한방 산약초 백과

우리나라 초본 산약초 100가지

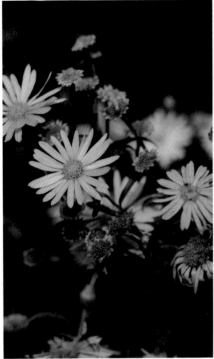

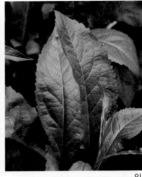

잎

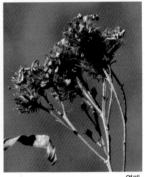

꽃

열매

기침·가래·천식에 쓰는 풀

개미취

🔊 실열증(實熱證)이 있는 사람은 사용하지 않는다.

여러해살이풀   *Aster tataricus*

● 꽃 : 7~10월 자주색   ● 열매 : 10월 ● 이명 : 맥동, 반혼초, 탱알, 산백채, 자와

● 생약명 : 자원(紫苑, 뿌리를 말린 것)

깊은 산 속 습기가 많은 곳에서 자라는 여러해살이 풀. 뿌리잎은 꽃이 피면서 사라진다. 잎은 어긋나며 긴 타원형으로 가장자리에 물결 모양의 톱니가 있다. 가지에는 짧은 털이 있고, 꽃은 가지 끝에서 연한 자줏빛의 우산 모양의 꽃차례로 핀다. 꽃대에 작은 털이 붙어 있고 먹을 수 있다. 열매는 수과로 익는다.

효능 꽃은 구갈(口渴, 입이 마르는 증세), 갈증, 항균작용이 있으며, 전초와 뿌리는 항암작용, 진해, 거담, 천식, 기침, 생리통에 쓰인다.

성미 맛은 쓰고 맵고, 성질은 따뜻하며 독성은 없다.

귀경 폐경에 작용한다.

이용부위 가을에서 봄 사이 채취한 뿌리를 말려 약용하고, 어린순은 나물로 식용한다.

용법용량 하루 6~12g을 물에 달이거나, 환 또는 가루로 복용한다.

유사종 벌개미취, 좀개미취, 갯개미취 등이 있으며, 약성은 같다. **벌개미취**는 잎자루가 거의 없으며, 개미취보다 잎이 두껍고 짙은 녹색을 띤다. 연한 자주색 꽃이 1개씩 달리며 꽃은 개미취보다 크다. **좀개미취**는 개미취에 비하여 비교적 작은 편, 잎이 가늘고 톱니가 없으며, 두상화가 적게 달린다. **갯개미취**(갯자원)는 바닷가에서 자라고, 잎은 어긋나며 가장자리가 밋밋하다. 다육질에 꽃은 우산 모양의 꽃차례로 보라색 꽃이 핀다.

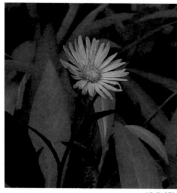

벌개미취

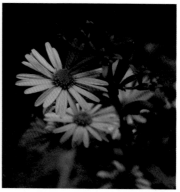

좀개미취

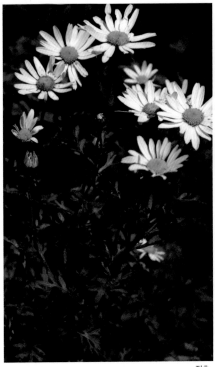

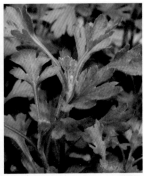

어린잎

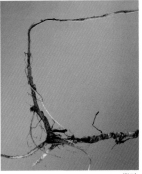

뿌리

전초

부인병에 탁월한 효과를 지닌 풀

구절초

👄 장복하지 않는다. 몸이 허약하거나
찬 사람은 설사와 복통을 유발할 수 있다.

여러해살이풀

Dendranthema zawadskii var. latiobum

● 꽃 : 7~10월 자주색 ● 열매 : 10월 ● 이명 : 구일초, 선모초(仙母草)

● 생약명 : 자원(紫苑, 뿌리를 말린 것)

산과 들의 양지바른 풀밭에서 자라는 여러해살이풀. 땅속의 뿌리줄기는 옆
으로 벋는다. 잎은 가장자리에 깃모양으로 깊게 갈라지며, 줄기는 50cm 내외
의 높이로 곧게 자란다. 꽃은 처음 필 때 담홍색에서 흰색으로 변한다. 음력 9
월 9일 무렵에 채취한 것이 좋다하여 '구절초'라 부른다. 비슷한 풀로 산구절
초, 바위구절초, 쑥부쟁이 등이 있다.

효능 임신을 돕고 부인병, 폐렴, 해열, 기관지염, 건위, 보익, 신경통, 강장, 두통, 탈모, 새치를 예방한다.

성미 맛은 쓰며 성질은 따뜻하고 독성은 없다.

귀경 폐경, 신경에 작용한다.

이용부위 전초를 약용한다. 어린순은 봄에 나물로, 가을에는 꽃을 따서 통풍이 잘되는 그늘에 말려 술을 담그거나, 메밀처럼 베개 속에 넣어 이용한다.

용법용량 하루 8~15g, 40~80g(생초)을 물로 달여서 복용한다.

유사종 쑥부쟁이는 구절초와 꽃피는 시기와 모양이 비슷하다. 구절초에 비해 꽃이 작고 한 가지에 수십 개의 꽃이 달리며, 잎 가장자리가 톱니 모양이다. **산국**은 국화과 식물 중 가장 진한 향기를 낸다. 꽃 맛이 매우 써서 '고의(苦薏)'라고도 한다. **감국**은 산국과 비슷한 노란색 꽃을 피운다. 산국이 한 가지에 여러 송이가 달리지만, 감국은 가지 끝에 2~3개의 꽃송이가 달린다. 산국보다 감국의 꽃이 약간 더 크다.

민간요법

구절초는 성질이 따뜻하여 몸이 찬 여성의 냉증, 불임증을 개선하는 효과가 있다. 월경통, 대하증에는 구절초 10g을 물 0.5리터에 달여 물의 양이 1/2이 될 때까지 달여 수시로 음용한다. 전초를 은근한 불에 오래 달여 만든 것을 '구절초고(九節草膏)'라고 한다.

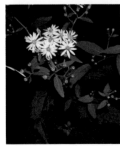

쑥부쟁이

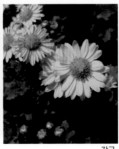

감국

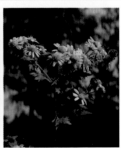

산국

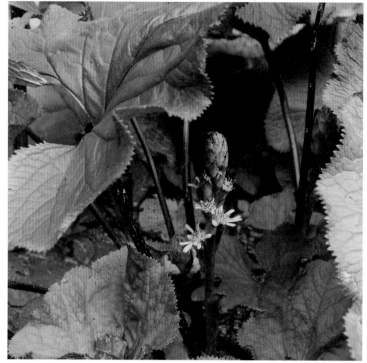

전초

기침과 통증을 멈추게 하는 풀

곰취

🔔 과다 복용하면 부작용이 생길 수 있다.

여러해살이풀　　　　　　　　　　　　　　　*Ligularia fischeri*

● 꽃 : 7~9월 노란색　● 열매 : 10월　● 이명 : 곰취나물, 곤달비, 마제엽

● 생약명 : 호로칠(胡盧七, 뿌리 및 뿌리줄기를 말린 것)

산속, 물가나 냇가 등 습기가 많은 곳에서 자라는 여러해살이풀. 심장 모양의 뿌리잎은 넓고 가장자리에 톱니가 있으며 자줏빛이 돈다. 1~2m 높이로 길게 자라는 줄기에는 3개의 잎이 나 있고, 꽃은 노란색의 설상화가 총상꽃차례로 촘촘하게 핀다. 열매는 10월에 수과로 익는다. 참나물(바디나물), 참취와 더불어 3대 나물 중 하나로 꼽는다.

효능 폐를 튼튼히 하고 가래를 삭이며, 천식, 감기, 신경통 등에 효능이 있다. 전초는 보익, 고혈압, 치질, 거담, 진통, 간염, 변비 예방, 혈액순환 개선과 천식을, 뿌리는 부인병 등에 쓰인다.

성미 맛은 달고 매우며 성질은 따뜻하고 독성은 없다.

귀경 폐경에 작용한다.

이용부위 가을에 뿌리를 햇볕에 말려 약용한다. 어린잎을 나물로 먹거나, 묵나물로 쌈을 싸먹기도 한다. 독특한 향미가 있다.

용법용량 하루 5~10g을 달여 가루로 복용한다.

민간요법

종기의 고름을 빼는 특효약으로 곰취의 잎을 쓴다. 어깨가 결릴 때, 잎을 불에 그을려 부드럽게 해서 환부에 부치거나 바르며, 부스럼, 생손앓이, 유종, 신경통 등에도 효과가 있다. 전초가 황달, 단독, 관절염, 고름집은 물론, 고혈압, 치질, 항염, 지혈작용에도 효험이 있는 것으로 알려져 있다.

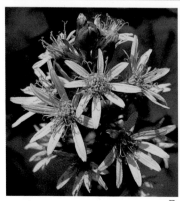
꽃

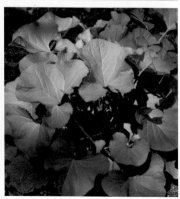
잎

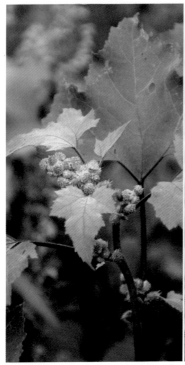
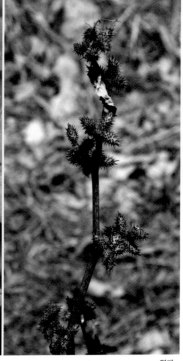

전초　　　　　　　　　　　　　　　　　　열매

열을 내리고 피부가려움증에 쓰는 풀

도꼬마리

🌱 독성이 있으므로 용량에 주의한다. 두통,
현기증, 갈증, 구토, 부종 등의 부작용이 생길 수 있다.

한해살이풀　　　　　　　　　　　　　　　　　　*Xanthium strumarium*

● 꽃 : 8~9월 녹황색　● 열매 : 10월　● 이명 : 창이, 창자, 독고마리

● 생약명 : 창이자(蒼耳子, 씨를 말린 것)

전국의 밭둑이나 야산 등지에서 자라는 한해살이풀. 잎은 어긋나며 털이 있
고, 삼각꼴로 가장자리에 톱니가 있다. 1m 높이로 자라는 줄기는 잎과 함께
털이 있으며, 꽃은 가지 끝에 꽃처럼 보이지 않은 돌기 모양으로 원추꽃차례
로 달린다. 열매는 타원형으로 구부러진 가시가 듬성듬성 나 있다. 옷 등에
잘 달라붙으며, 씨앗을 '창이자(蒼耳子)'라 하여 약용한다.

효능 비염, 축농증, 대상포진(발열과 극심한 통증), 피부소양증(가려움증), 두드러기, 해열, 해독 등에 효과가 있다. 줄기와 잎은 옴, 습진 등에, 씨는 간열(肝熱, 간의 열을 제거), 열매는 진통, 배농, 습진, 두통 등에 쓴다. 목욕물에 넣어 목욕하면 가려움증을 완화시켜준다.

성미 맛은 쓰고 달며 성질은 따뜻하며 독성이 있다.

귀경 간경, 비경에 작용한다.

TIP

약차
살짝 볶은 열매를 헝겊주머니에 5g을 넣고 물에 끓인 후 1/2 정도로 쫄 때까지 약한 불에 30분정도 달여 음용한다. 눈을 밝게 하고 비염, 허리통증에 좋다.

제법
약간 볶아서 사용한다.

이용부위 열매, 줄기, 잎을 약용한다. 가을에 성숙한 열매를 채취하여 햇볕에 말려 이용한다.(음력 5월 5일, 줄기 잎 열매를 채취)

용법용량 열매 5~10g을 물에 달여 복용한다.

민간요법

감기, 해열, 발한, 두통, 신경통, 축농증 등에 말린 열매를 3~6g 정도를 달여 복용한다. 도꼬마리 열매 10개 쯤을 태워 재를 만들어 마시면 술(음주)이 싫어진다고 한다.

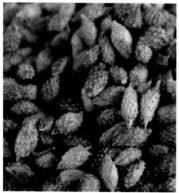

약재

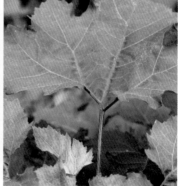

잎

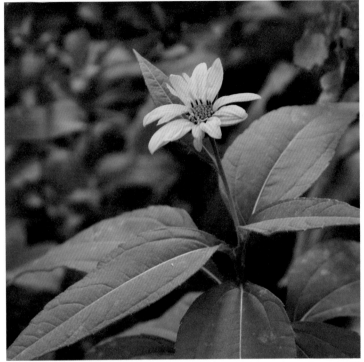

뚱딴지

당뇨·변비에 효능이 있는 풀

뚱딴지

🌱 한꺼번에 다량 섭취하면 설사를 일으킬 수 있다.

여러해살이풀   *Helianthus tuberosus*

● 꽃 : 8~10월 황색 ● 열매 : 10월 경 ● 이명 : 돼지감자, 뚝감자, 미국감자

● 생약명 : 국우(菊芋, 뿌리 말린 것)

북미 원산으로 근대 말경에 뿌리를 식용할 목적으로 도입된 여러해살이풀. 잎은 어긋나고 털이 많으며, 끝은 뾰족하고 가장자리에 톱니가 있다. 잎자루 에 날개가 있으며, 가지는 갈라지고 꽃은 두상꽃차례로 여러 개가 가지 끝에 서 핀다. 천연 인슐린이라고 불리는 이눌닌 성분이 뿌리에 많다. 뿌리는 알뿌 리로 다양한 형태이며, 열매는 수과로 익는다.

효능 어혈을 제거하여 피를 맑게 하며, 신경통이나 류머티스성 관절염, 골절, 타박상, 항암, 당뇨, 해열, 지혈(止血), 자양강장, 통증을 멈추고, 비만증, 변비에 효능이 있다. 또한 칼로리가 낮아 다이어트 등에 효과적이며, 천연 인슐린으로 불리는 이눌린 성분을 함유하고 있어 당뇨에 특히 효능이 있는 것으로 알려져 있다.

성미 맛은 달고 성질은 차며 독성은 없다.

귀경 비경에 작용한다.

이용부위 덩이뿌리를 약용한다. 늦가을 꽃이 진 뒤 덩이뿌리를 햇볕에 말려 사용하거나, 신선한 것을 그대로 사용한다.

용법용량 하루 10~20g을 진하게 달여서 복용한다.

TIP

약차
돼지감자 10~20g을 씻어 물 2리터에 넣고 끓으면, 약한 불로 1/2가량으로 쫄 때까지 달인 후 음용한다. 그 외 돼지감자를 믹서기에 갈아 우유나 따뜻한 물에 타서 마셔도 좋다.

약술
가을에서 봄 사이에 캔 돼지감자나 건조한 돼지감자를 담금주 1.8리터에 넣고 밀봉한 뒤 서늘한 곳에서 6개월 간 숙성시켜 하루 1~2잔씩 음용한다.

민간요법

민간에서는 신경통, 류머티즘의 치료약으로 써 왔으며, 잎과 줄기는 타박상과 골절상에 쓰인다.

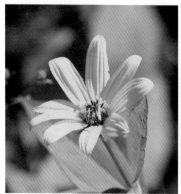

꽃

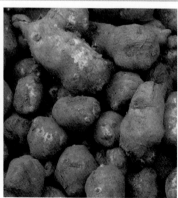

덩이뿌리

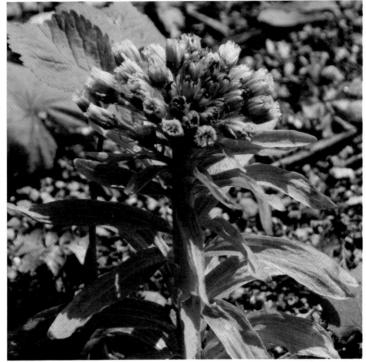

전초

해독과 어혈을 풀어주는 풀

머위

🌱 과다 섭취나 속이 냉한 사람은 부작용이 생길 수 있다.

여러해살이풀   *Petasites japonicus*

- 꽃 : 3~4월 황백색 ● 열매 : 7~8월 ● 이명 : 머구, 머우, 봉두엽, 봉두채
- 생약명 :봉두채(蜂斗菜, 줄기를 말린 것), 관동화(꽃봉오리를 말린 것)

전국 각지의 산자락 등 습기가 많은 곳에서 자라는 여러해살이풀. 잎은 둥글고 크며, 가장자리에는 불규칙한 톱니가 있다. 뿌리잎은 잎자루가 길고 심장형으로 가장자리에 치아상의 톱니가 있다. 황백색의 자잘한 꽃은 산방꽃차례로 달리며 잎보다 먼저 핀다. 열매는 원통형이고 관모가 있다. 지방에 따라 '머구', 또는 '머우'라고도 부른다.

효능 어혈 제거, 해열, 타박상, 신경통, 소종, 편도선염, 가래를 삭이며, 항암작용과 잎자루 껍질에는 방부효과가 있다. 꽃봉오리(말린 것)는 기침을 멈추는 효능이 있다.

성미 맛은 쓰고, 매우며 성질은 따뜻하고 독성은 없다.

귀경 폐경과 심경에 작용한다.

이용부위 전초와 잎은 나물로 이용한다. 가을에 전초를 채취해 햇볕에 말리거나 그대로 이용한다.

용법용량 하루 10~20g을 물로 달여 복용하거나 외용으로 짓찧어서 즙을 환부에 붙인다.

유사종 털머위는 머위 잎과 비슷하나 잎의 크기는 머위보다 작고, 줄기는 붉은빛을 띠며, 늦가을에 노란색 꽃을 피운다.

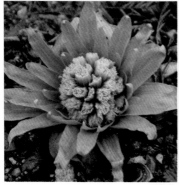

머위 꽃

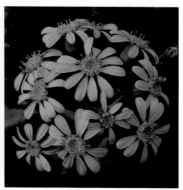

털머위 꽃

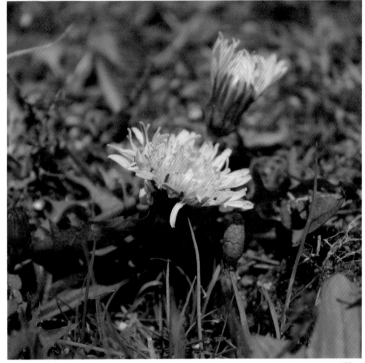

전초

항암·위장·간질환에 효능이 있는 풀

민들레

🌱 허약하면서 냉한 사람은 과다 복용하지
않도록 한다. 두통 등 통증을 유발한다.

여러해살이풀   *Taraxacum Platycarpum*

- 꽃 : 3~5월 자주색 ● 열매 : 6~7월 ● 이명 : 안질방이, 앉은뱅이, 개젖풀(구유초)
- 생약명 : 포공영(浦公英, 뿌리를 포함한 전초를 말린 것)

전국의 들판이나 산에서 자라는 여러해살이풀. 잎은 뿌리에서 나와 가장자
리에 톱니가 깊게 갈라지며 털이 있다. 꽃은 두상화로 피며, 잎이나 줄기를
자르면 흰색의 유액이 나온다. '서양민들레'는 꽃받침 아래 총포가 뒤로 말리
지만 토종 민들레는 총포가 꽃받침을 감싸므로 서로를 구별할 수 있다. 민들
레 중에서도 '흰민들레'의 약효가 더 좋다고 알려져 있다.

효능 해열, 해독, 항암, 종기, 종양, 간염, 강장, 소화불량, 산결(散結, 뭉친 것을 풀어주는 것), 위염, 이뇨, 지방간, 변비, 기침, 신경통, 유즙분비, 붓기와 염증을 가라앉히며, 소변이 잘 나오게 하는 효능이 있다.

성미 맛은 달고 약간 쓰며, 약성은 차고 독성은 없다.

귀경 간경에 작용한다.

이용부위 전초(뿌리, 잎, 줄기)를 약용하거나 나물로 이용한다. 여름에 꽃이 피기 전후, 전초를 채취하여 그늘에 말려 이용한다.

용법용량 하루 10~30g을 달여서 복용한다.

TIP

산나물 | 장아찌
어린잎을 소금물에 넣고 데쳐 잎이 무르지 않도록 바로 찬물에 헹궈서 나물로 무쳐 먹는다. 비타민, 무기질 등이 풍부하여 골다공증 예방에 좋다.

약술
꽃이나 뿌리를 담금주(2배가량)에 넣고 한 달쯤 담황색으로 우러나면 꿀이나 설탕을 가미하여 한두 달 숙성시킨 후 하루 1~2잔 음용하면 강정이나 강정제로 효과가 있다.

유사종 서양민들레는 토종 민들레에 비하여, 꽃받침 아래 총포조각이 뒤로 완전히 젖혀지고 꽃은 늦가을까지 핀다.

민간요법

유방염이나 젖몸살, 음식을 먹고 체하거나 배탈이 났을 때 줄기를 잘라 흰 유액을 받아 마신다. 산모가 젖이 안 나올(유즙 분비) 때, 뿌리 10g에 물 약 0.5리터를 달여 복용한다.

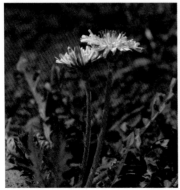

흰민들레

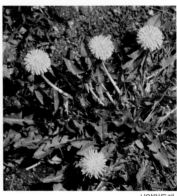

서양민들레

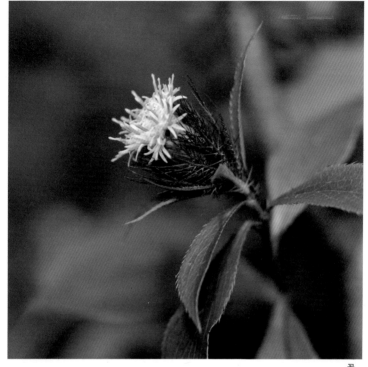

꽃

소화기질환·빈혈을 다스리는 풀

삽주

음이 허하여 내열이 있는 사람, 기가 허한
증상으로 땀이 많은 사람은 복용하지 않는다.

여러해살이풀   *Dendranthema zawadskii* var. *latiobum*

● 꽃 : 7~10월 흰색 ● 열매 : 10~11월 ● 이명 : 창출, 청출, 선출
● 생약명 : 창출(蒼朮, 뿌리줄기를 말린 것), 백출(白朮, 뿌리의 껍질을 벗긴 것)

전국의 산지에서 자라는 여러해살이풀. 잎은 어긋나고 타원형에 톱날이 있
으며, 가장자리에 짧은 바늘모양의 가시가 있다. 꽃은 줄기와 가지 끝에 두상
화로 흰색의 꽃이 1개씩 달린다. 열매는 수과로 갈색의 깃털이 달린다. 보통
껍질을 벗긴 뿌리나 1년생 헛뿌리를 '**백출**'이라 하고, 2년 이상 자란 묵은 뿌
리를 '**창출**'이라 하여 약용한다.

효능 방향성 건위제로 소화기질환을 다스리며, 권태감, 빈혈 예방, 진정, 진통, 해열, 설사, 이질, 수종, 이뇨, 감기 등에 효능이 있다.

성미 맛은 달고 쓰고 매우며, 성질은 따뜻하고 독성은 없다.

귀경 위경, 비경, 소장, 심경에 작용한다.

이용부위 뿌리를 약용하고, 잎은 나물로 이용한다. 가을에 뿌리를 채취하여 햇볕에 말려 이용한다.

용법용량 말린 뿌리를 1회에 3~10g씩 물에 달여 복용한다.

TIP

산나물
새순을 날로도 먹지만 쓴맛이 나므로 살짝 데쳐 찬물에 담가 쓴맛을 우려낸 뒤 양념하여 나물로 무쳐 먹거나 묵나물로 이용한다.

효소
봄에서 가을 사이 어린잎이나 뿌리를 캐어 7:3 비율로 설탕에 재운 뒤 밀봉한다. 3개월 후 발효가 되면 건더기를 건져내고 6개월~12개월 쯤 숙성시킨 뒤 미지근한 물에 타서 음용한다. 건조한 삽주 뿌리는 차로도 음용할 수 있다.

민간요법

민간에서 잦은 감기에 창출, 생강, 감초를 함께 가미하여 물에 달여 복용한다.

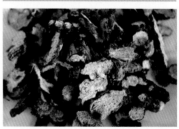
약재

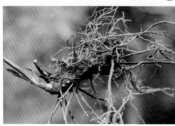
잎

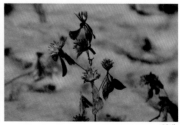
열매

뿌리

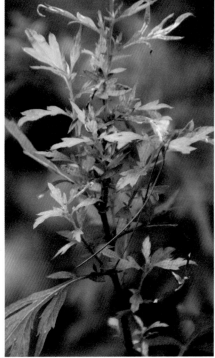

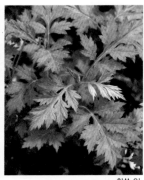

참쑥 잎

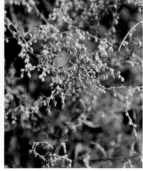

참쑥

참쑥 꽃

위장질환·기혈을 따뜻하게 하는 풀

쑥

성질이 따뜻하여 한증이 있는 증상에 유용하다. 발열증에는
사용을 금한다. 쑥의 성질이 따뜻하기 때문이다.

여러해살이풀   *Artemisia princeps*

●꽃 : 7~9월 연한 홍자색 ●열매 : 10월 ●이명 : 애호, 애자, 약쑥, 뜸쑥, 참쑥
●생약명 : 애엽(艾葉, 잎을 말린 것), 쑥

전국의 밭둑, 들판에서 자라는 여러해살이풀. 잎은 어긋나며 타원형에 깃꼴
모양으로 깊게 갈라진다. 잎과 밑부분의 잎은 나중에 쓰러지며 1.2m의 높이
로 자라는 줄기는 많은 갈래로 나눠진다. 꽃은 원추꽃차례로 달리고 열매는
수과로 특유의 향이 있다. 풀밭에서 흔히 자라는 쑥을 **'약쑥'**이라고도 한다.
약효가 가장 뛰어난 **인진쑥**은 사철쑥을 말하는데 생약명은 **'인진호'**이다.

효능 면역력을 키우고, 기혈을 다스리며, 지혈냉증, 해열해독, 식욕증진, 식중독, 소화기장애, 출혈, 복통, 갱년기장애, 습진을 다스린다. 태워서 쓰면 지혈효과가 강해지고 위액분비를 촉진시키며, 유산 방지에 쓴다.

성미 맛은 쓰고 맵고 성질은 따뜻하며 독성은 없다.

귀경 비경, 위경에 작용한다.

이용부위 전초(잎, 줄기)를 이용한다. 잎과 줄기를 단오를 기준으로 채취해 그늘에 말려서 이용한다.

용법용량 잎 2~3g을 뜨거운 물로 우려내어 차로 복용하거나, 달여서 복용한다.

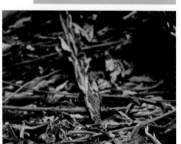

말린 쑥

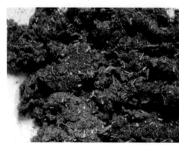

쑥가루 약재

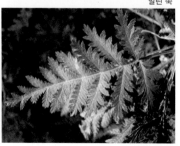

인진쑥의 잎

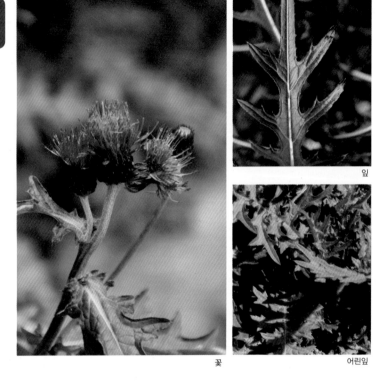

잎

꽃

어린잎

간질환에 탁월한 효능을 가진 풀

엉겅퀴

🐟 허약하거나 비위가 허약한 환자는 복용을 금한다.

여러해살이풀　　　　　　　　　*Cirsium japonicum*

● 꽃 : 6~8월 붉은색 ● 열매 : 10월 ● 이명 : 장군초, 마자초, 대계초, 가시나물
● 생약명 : 대계(大薊, 전초를 말린 것)

산기슭이나 들판의 양지바른 곳에서 자라는 여러해살이풀. 잎은 어긋나며 깃꼴로 깊게 갈라지고 잎자루는 없다. 잎 가장자리가 깊이 패어 들어간 모양의 톱니와 함께 가시가 있다. 꽃은 원줄기 끝과 가지와 줄기 끝에 두상화로 달린다. 열매는 타원형의 수과이다. 뿌리잎은 꽃이 필 때까지 남아 있다. 엉겅퀴 종류 중 '큰엉겅퀴'와 '바늘엉겅퀴'는 같은 생약으로 취급한다.

효능 간질환, 지방간 개선, 음주 후 알콜 분해, 어혈, 소염작용, 잎과 줄기는 지혈제로 잇몸 출혈, 자궁출혈, 건위, 해독, 담석이나 결석, 해열, 감기, 고혈압, 대하증 등에 쓰인다.

성미 맛은 달고 쓰며, 성질은 평하며 독성은 없다.

귀경 간경에 작용한다.

이용부위 뿌리를 약용하고, 어린순은 나물로 이용한다. 뿌리는 가을에, 잎과 줄기는 꽃 필 때에 채취하여 그늘에 말려 이용한다.

용법용량 하루 30~40g 정도를 달여 복용한다.

TIP

산나물 | 장아찌
어린잎을 끓는 물에 데쳐 찬물에 담가 떫은맛을 우려낸 뒤 나물로 무쳐 먹거나 전초를 프라이팬에 살짝 볶아 차처럼 달여 복용한다. 줄기는 껍질을 벗겨 된장이나 간장에 박아 이듬해 봄에 장아찌로 먹는다.

제법

전초를 약간 볶아서 사용한다.

유사종 곤드레나물로 알려진 **고려엉겅퀴**와 줄기에 지느러미 같은 날개가 있는 **지느러미엉겅퀴**, 엉겅퀴에 비해 두상화가 아래로 달리고 총포조각이 8줄로 붙은 **큰엉겅퀴** 등이 있다.

민간요법

유방암에 잎이나 뿌리를 짓찧어 달걀 흰자 위와 개어 국소에 붙이며, 각기병에 뿌리를 달여 마신다. 그 외 찰과상, 종기, 벌레 물린 곳에도 유용하게 쓰인다.

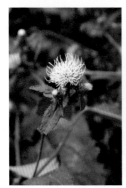
흰고려엉겅퀴

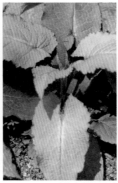
고려엉겅퀴의 어린잎

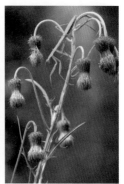
큰엉겅퀴

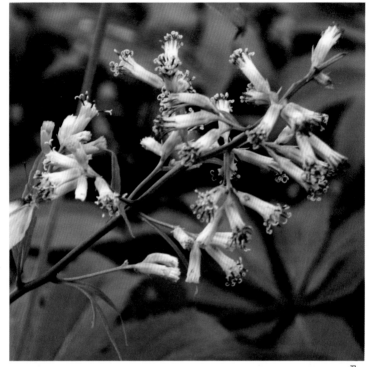

꽃

항암효과와 통증을 완화하는 풀

우산나물

🐸 임산부는 복용을 금하며 생강과 같이 쓰지 않는다.

여러해살이풀	*Syneilesis palmata*

● 꽃 : 6~9월 연한 홍자색 ● 열매 : 10월 ● 이명 : 삿갓나물

● 생약명 : 토아산(兎兒傘, 전초를 말린 것)

산 속 그늘진 곳에서 자라는 여러해살이풀. 7~9개로 갈라지는 잎은 손바닥 모양이며, 가장자리에 톱니가 있다. 줄기는 50~120cm 높이로 자라며, 줄기 끝에 달리는 머리 모양의 꽃이 원추꽃차례로 핀다. 열매는 수과로 양끝이 좁고 10월에 익는다. 봄에 잎이 새로 나올 때 우산처럼 퍼지면서 나와 우산나물 이라고 부른다.

효능 풍습을 제거하고 해독, 혈액순환, 통증완화, 근육이완, 월경불순, 관절염, 타박상, 항암에 효능이 있다.

성미 맛은 쓰고 매우며 성질은 따뜻하고 약간의 독성이 있다.

이용부위 봄에 전초, 가을에 뿌리를 채취해 햇볕에 말려 쓴다. 어린잎은 나물로 식용

용법용량 하루 8~20g을 물로 달이거나 술로 담가 복용한다.

TIP

산나물
어린순을 끓는 물에 데친 후 한나절 물에 담가 쓴맛을 빼고 물기를 짜서 나물로 무쳐 먹거나 묵나물로 이용한다.

효소
봄에 전초를 채취하여 물에 씻은 뒤 물기를 없애고 1:1비율로 설탕을 넣고 밀봉한다. 3개월간 발효시킨 후 건더기를 걸러내고 3~6개월가량 숙성시켜 아침 공복에 미지근한 물에 타서 음용한다.

민간요법

뿌리를 달여 복용하거나 환부에 붙이면 타박상을 치료하고 근육을 이완시키며, 혈액순환을 돕는다. 림프절염(임파선)이나 종기에는 전초를 짓찧어 붙인다.

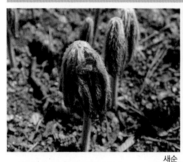

새순

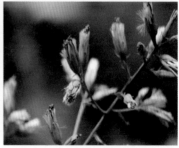

꽃

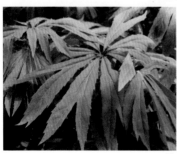

잎

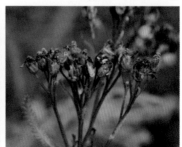

열매

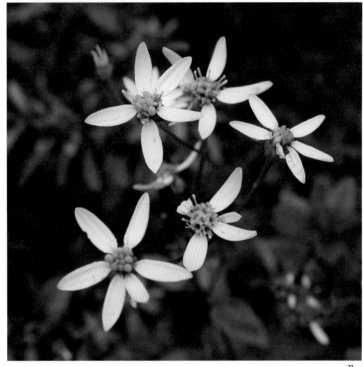

꽃

혈액순환·통증·소염작용에 유용한 풀

참취

🔊 날것은 수산이 많아 몸속 칼슘과 결합하여
결석을 유발할 수 있으나 데치면 없어진다.

여러해살이풀 　　　　　　　　　　　　　　　　　　　　*Aster scaber*

● 꽃 : 8~10월 자주색　● 열매 : 11월　● 이명 : 나물채, 백운초, 백산초, 취나물, 암취
● 생약명 : 동풍채(東風菜, 전초를 말린 것)

산에서 자라는 여러해살이풀. 봄에 나오는 어린순을 **'나물취'**이라 하여 식용
한다. 잎은 어긋나며 심장 모양에 잎 뒷면에 흰빛이 돈다. 뿌리잎과 비슷하며
가장자리에 톱니가 있고, 곧게 자라는 줄기 끝에서 가지가 산방상으로 갈라
진다. 꽃은 흰색에 산방꽃차례로 달리며 꽃이삭 밑의 잎은 타원형 또는 긴 달
걀 모양이다. 참나물의 잎과 비슷하나 그보다 더 심장 모양에 가깝다.

효능 기와 혈을 원활하게 하고, 지통, 두통, 현기증, 간염, 타박상, 이뇨, 활혈, 해독, 가래, 목구멍이 붓고 아픈 증세에 쓰인다.

성미 맛은 달고 매우며 성질은 따뜻하며 독성이 없다.

귀경 심경, 비경에 작용한다.

이용부위 전초, 어린순은 나물로 식용하고 여름에 전초를 채취하여 햇볕에 말려 사용한다.

용법용량 하루 20~40g을 물에 달여 복용한다.

산나물(나물취 또는 취나물)
봄에 새순이나 어린잎을 끓는 물에 살짝 데쳐 나물로 무쳐 먹거나 묵나물로 이용한다. 독특한 향을 제거하려면 데친 후 찬물에 반나절가량 담갔다가 이용하면 된다.

효소
채취한 참취의 잎을 흐르는 물에 씻어 물기를 제거하고 1:1의 비율로 설탕을 넣어 버무린 뒤 3~4개월가량 숙성시켜 찌꺼기는 걸러낸다. 그리고 6~12개월가량 발효시켜 냉장 보관하여 하루 1~2회 미지근한 물에 타서 음용한다.

하루 15~30g을 가루약을 만들어 복용하거나 외용으로 쓸 때는 전초를 짓찧거나 개어 환부에 바른다. 근골동통, 두통, 요통, 장염복통, 인후종통, 타박상, 뱀에 물렸을 때 쓴다.

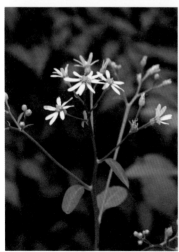

전초   어린잎

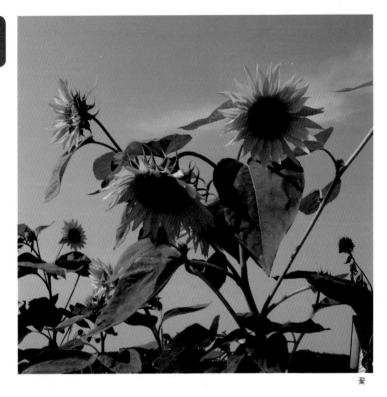

꽃

심장질환·변비·피부미용에 좋은 풀

해바라기

🌱 칼로리가 높고 지방성분이 많으므로
과량 복용하지 않는다. 임산부는 섭취에 주의를 요한다.

여러해살이풀 　　　　　　　　　　　　　*Helianthus annus*

● 꽃 : 8~9월 노란색 ● 열매 : 10월 ● 이명 : 향일연, 규화, 향일규화
● 생약명 : 향일화(向日花, 꽃을 말린 것), 향일규자(向日葵子, 씨를 말린 것)

북미 원산으로 전국의 양지바른 곳에서 2m 높이로 자라는 한해살이풀. 잎은
어긋나고 심장 모양이며 잎자루는 길다. 잎 가장자리에 톱니가 있으며, 전체
에 털이 있다. 꽃은 원줄기 가지 끝에서 대형의 두상화가 1개씩 달려 옆으로
쳐진다. 열매는 둥근 삭과로 익으며, 지방산을 함유하고 있어 기름으로 식용
한다. 해가 비치는 쪽을 향해 자란다 하여 '향일화'라고도 한다.

효능 고혈압, 당뇨, 어지럼증, 피부미용, 뿌리는 이뇨, 해열에, 줄기 속은 지혈에, 해바라기 잎과 꽃은 해열에 좋다. 류머티즘에는 씨를 볶아서 사용한다. 그외 이뇨, 변비해소에 쓰면 효과가 있다.

성미 맛은 달며 성질은 따뜻하다.

귀경 간경, 심경에 작용한다.

이용부위 잎, 꽃, 뿌리, 씨앗(식용)을 약용한다. 가을에 전초를 채취하여 말려서 이용한다.

용법용량 종자, 뿌리 20g을 물에 달여 복용한다.

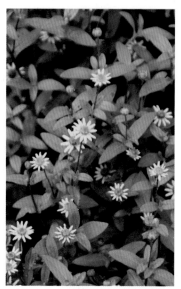

관상용 하늘바라기(애기해바라기)

해바라기 씨를 살짝 볶아서 가루로 복용한다. 혈액순환을 좋게 하여 동맥경화에 효과가 있고, 피부를 윤택하게 하며, 간 기능을 개선하는 작용도 한다. 꽃자루를 잘게 잘라서 햇볕에 말려 고혈압, 현기증에 쓴다.

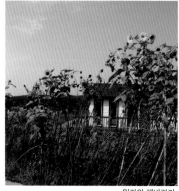

민가의 해바라기

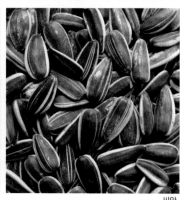

씨앗

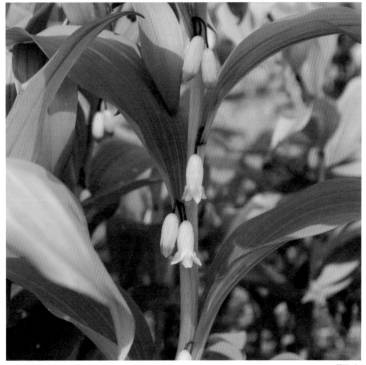

둥굴레

자양강장에 효능이 있는 풀

둥굴레

🍃 소화기능이 약하거나, 장염 환자는 복용하지 않는다.
음이 성하고 양이 허한 데와 비위가 허하여 가슴이
답답하며 습담이 정체된 데는 쓰지 않는다.

여러해살이풀   *Polygonatum odoratium* var. *pluriforum*

● 꽃 : 5~7월 백록색 ● 열매 : 10월 검은색 ● 이명 : 위유, 편황정
● 생약명 : 옥죽(玉竹, 뿌리를 말린 것), 황정(黃精, 층층갈고리둥글레의 뿌리줄기를 말린 것)

산자락 반그늘 숲에서 자라는 여러해살이풀. 뿌리줄기는 끈처럼 가늘고 길며 옆으로 벋고, 굵은 육질로 황백색이다. 잎은 어긋나며 긴 타원형으로 잎자루가 없고 뒷면에 분백색이 돈다. 백록색으로 피는 꽃은 잎겨드랑이에 생겨 아래로 늘어져 달린다. 열매는 구형의 장과로 성숙하면 검게 변하며 맛은 달다. 유사종으로 면역력 증강에 효능이 있는 '**층층갈고리둥굴레**'가 있다.

효능 뿌리는 주로 해열, 마른기침, 자양강장, 진액을 생성하고 갈증을 멈추며, 과로에 의한 발열을 치료한다. 그외 강심, 노화방지, 자한(自汗), 식은땀, 골증, 당뇨, 고지혈증, 안색과 혈색을 좋게 하는데 효능이 있다.

성미 맛은 달고 성질은 약간 차고 평하며 독성은 없다.

이용부위 봄과 가을에 채취하여 황색이 될 때까지 말려 이용한다. 뿌리와 줄기를 약용하고, 어린순은 나물로 이용한다.

용법용량 하루 6~9g을 달여 복용하거나 환 또는 가루로 복용한다.

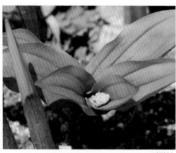
어린잎

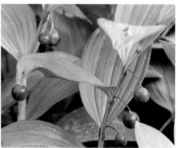
열매

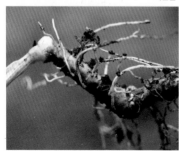
뿌리

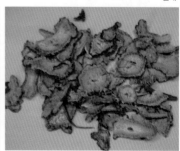
약재

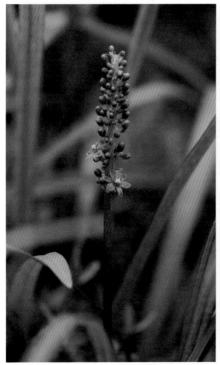

맥문동

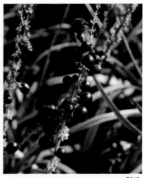

열매

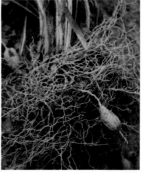

뿌리

원기회복, 기침·천식을 예방하는 풀

맥문동

🐿️ 비위가 허하며 냉한증상으로
설사하는 사람은 복용하지 않는다.

여러해살이풀   *Liriope platyphylla*

● 꽃 : 5~8월 연보라색 ● 열매 : 9~10월 흑자색 ● 이명 : 맥동, 맥문동초, 오구, 양구
● 생약명 : 맥문동(麥門冬, 뿌리를 말린 것)

산의 나무그늘 아래서 자라는 여러해살이풀. 뿌리줄기에서 뭉쳐 올라오는
잎은 진한 녹색에 끝은 뾰족하고 가장자리는 밋밋하다. 뿌리줄기는 짧고 굵
으며, 꽃줄기 끝에 자잘한 연보랏빛 꽃이 총상꽃차례로 아래에서부터 위로
피어 올라간다. 열매는 구형의 장과로 달리며, 처음에는 녹색이었다가 가을
에 점점 검은색으로 익는다.

효능 덩이뿌리를 소염, 가슴이 답답한 증상과 간염, 폐결핵, 당뇨, 이뇨, 해열, 기침, 소염, 강장, 흡연자의 기관지염, 진해, 거담제 및 강심제 등으로 사용한다.

성미 맛은 달고 약간 쓰며 성질은 약간 차며 독성은 없다.

귀경 위경, 심경에 작용한다.

이용부위 덩이뿌리를 약용한다. 가을에 뿌리를 채취해 덩이뿌리를 햇볕에 말려 이용한다.

TIP

생맥산
맥문동, 인삼 각각 8g, 오미자 4g을 달여 하루 3회 복용한다. 여름철에 기(氣)를 돕고 갈증해소 음료로 차게해서 음용한다.

약차
찬 성질을 없앤 볶은 맥문동 5개 정도를 물에 씻어 끓는 물에 보리차처럼 끓인 뒤 수시로 음용하면 변비 치료에 효과적이다.

용법용량 하루 5~12g을 달여 환이나 가루로 복용한다.

유사종 개맥문동은 맥문동에 비해 가는 줄기가 있고, 잎맥의 수가 맥문동(11~15개)보다 작으며(7~11개) 꽃이 성글게 달린다. 소엽맥문동은 잎이 좁고 가장자리에 잔 톱니가 있으며 꽃은 거의 흰색, 열매는 파랗게 익는다.

민간요법

출산 후 기침을 많이 할 때는 맥문동이나 패모를 10~20g 정도를 달여 식후에 복용한다. 폐를 보하고 폐병으로 인한 각혈을 멎게 할 때는 맥문동 20g, 백합 10g을 달여서 하루 3회 복용한다.

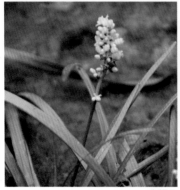
개맥문동

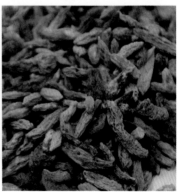
맥문동 약재

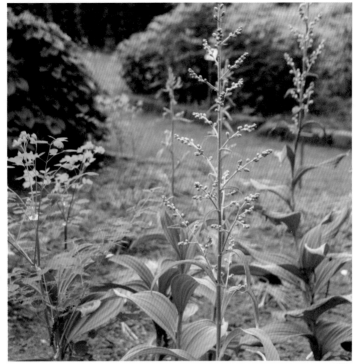

전초

최토제·살충(구충)제로 유용한 풀

박새

⤵ 강한 독성이 있으므로 노약자나
임산부는 이용에 주의를 요한다.

여러해살이풀   *Veratrum oxysepalum*

● 꽃 : 7~8월 자주색 ● 열매 : 9월 ● 이명 : 총염, 녹총, 총담, 산총
● 생약명 : 여로(藜蘆, 뿌리)

산지의 습한 곳에서 자라는 여러해살이풀. 유독성 식물이다. 잎은 어긋나고
타원형으로 세로 주름이 있다. 원줄기는 원뿔 모양으로 속이 비어 있다. 녹백
색의 꽃은 줄기 끝에 원추꽃차례로 달린다. 비슷한 식물인 '여로'는 꽃 모양
이 다르고, 잎도 피침형으로 좁다. 간혹 봄에 올라오는 박새의 새순을 산마
늘로 오인하여 사고가 나기도 하므로 매우 주의해야 한다.

효능 뿌리는 최토제(催吐劑, 먹은 음식을 게우게 하는데 쓰는 약제)로, 혈압강하, 담이 성한데, 가래가 있어 기침이 나고 숨이 찬데, 후두염, 살충, 구충, 옴, 악창 등에 쓰인다.

성미 맛은 맵고 쓰며 성질은 차고 독성이 강하다.

귀경 폐경, 위경, 간경에 작용한다.

이용부위 뿌리, 또는 뿌리줄기를 약용한다. 가을에 뿌리줄기를 채취해 햇볕에 말려 이용한다.

용법용량 뿌리줄기 0.3~0.5g을 물로 달이거나 가루로 복용한다. 주의해야 할 것은 하루 용량이 0.3~0.6g 이

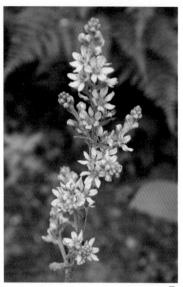

꽃

내로 절대 과용해서는 안되며, 유독성 식물이므로 반드시 전문가의 처방에 따라 사용해야 한다.

민간요법

뿌리를 살충제로 사용하거나 외용약으로 이용한다. 삶은 물에 머리를 감으면 오래된 비듬이 없어지고 머리카락이 잘 빠지지 않는다. 피부질환에는 가루로 빻은 것을 기름에 개어 환부에 바른다.

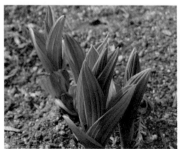

새순

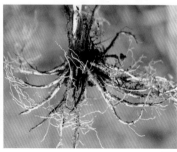

뿌리

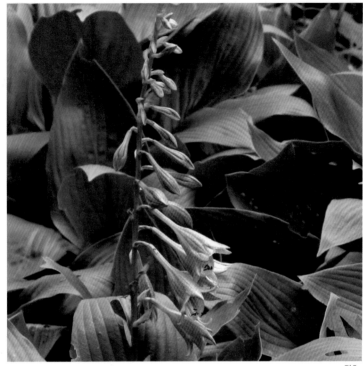

전초

자양강장·부인병을 다스리는 풀

비비추

🐾 성숙해서 질긴 것은 독성이 약간
있으므로 식용하지 않는다.

여러해살이풀   *Hosta longipes*

● 꽃 : 7~8월 자주색 ● 열매 : 9월 ● 이명 : 장병옥, 잠장병백합
● 생약명 : 자옥잠(紫玉簪, 꽃을 말린 것)

산지의 습한 그늘에서 자라는 여러해살이풀. 잎은 심장형 또는 난형으로 가
장자리가 물결 모양이며 끝이 뾰족하다. 꽃대는 30~60cm로 자라며, 연한 보
라색꽃이 한쪽으로 치우쳐 총상꽃차례로 달린다. 열매는 긴 타원형의 삭과
로 갈색으로 익는다. 종자는 검은색으로 가장자리에 날개가 있다. 잎이나 꽃
차례가 비비 꼬이듯이 자란다 하여 붙여진 이름이다.

효능 자양강장, 자궁출혈, 유정(遺精), 토혈, 붕루, 궤양, 젖앓이, 중이염, 결핵, 피부궤양, 뿌리는 인후종통, 치통, 위통, 대하증, 꽃은 화혈(和血, 혈을 조화롭게), 부녀허약을 다스린다.

성미 맛은 달며 맵고 성질은 차며 약간의 독성이 있다.

이용부위 꽃잎과 뿌리를 약용한다. 꽃과 잎은 개화기에, 뿌리는 연중 채취하여 햇볕에 말려 이용한다.

용법용량 전초 9~20g을 물에 달여 복용한다.

유사종 일월비비추는 잎이 심장 모양으로 둥글며, 꽃송이는 줄기 끝에 자색으로 모여 달린다. 좀비비추는 전체적으로 식물체가 작고 잎의 아래 부분이 뾰족하다.

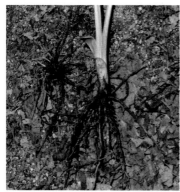

비비추 뿌리

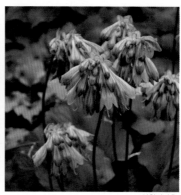

일월비비추

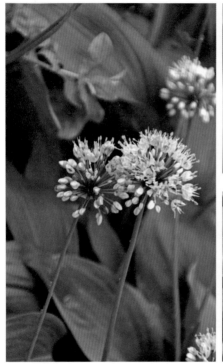

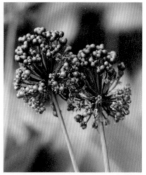
열매

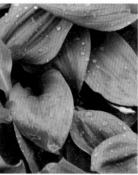

전초   잎

위장·면역력 강화에 효능이 있는 풀

산마늘

🌱 과다 복용하지 않는다.
위장이 상할 위험이 있어 유의하는 것이 좋다.

여러해살이풀   *Allium microdictyon*

● 꽃 : 5~6월 흰색 ● 열매 : 8월 ● 이명 : 멩이, 맹이, 명이, 명이나물
● 생약명 : 산산(山蒜, 비늘줄기를 말린 것) 각총(茖蔥)

깊은 산에서 자라는 여러해살이풀. 뿌리는 길쭉한 타원형의 알뿌리이다. 잎은 긴 타원형이고 가장자리는 밋밋하다. 밑부분은 좁아지며, 꽃은 기다란 꽃줄기 끝에 둥근 산형꽃차례로 달린다. 열매는 삭과로 끝이 오목하고 종자는 검다. 전체에서 연한 마늘 냄새가 난다. 나물로 식용하나 유독성 식물인 여로, 박새, 은방울꽃과 비슷하므로 채취에 각별히 주의해야 한다.

효능 강장, 온중(溫中, 몸을 따뜻하게 함), 피로 회복, 위장병, 고혈압, 당뇨병, 건위, 해독, 구충, 이뇨, 사포닌 성분이 있어 면역력을 강화하고, 항암작용(방광암)이 있다.

성미 맛은 맵고 성질은 따뜻하다.

귀경 비경, 신경에 작용한다.

이용부위 전초, 가을에 알뿌리를 채취하여 햇볕에 말려 이용한다. 종자를 약용한다.

용법용량 알뿌리 10~20g을 물에 달여 복용하거나 즙을 내어 복용한다.

TIP

산나물(명이나물)
어린잎과 뿌리를 살짝 데쳐 물기를 빼고 나물로 무쳐 먹거나 된장이나 간장에 박아 이듬해 봄, 장아찌(뿌리)로 먹을 수 있다. 산채는 자양강장에 특히 좋다.
동의보감에 몸을 따뜻하게 하고 소화를 촉진시키며, 토사곽란을 멈추며 뱃속의 기생충을 없애고, 뱀에 물린데 효과가 있다고 한다.

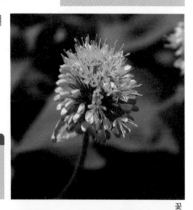
꽃

민간요법
생 알뿌리를 즙을 내거나 짓찧어 뱀이나 벌레에 물린 환부에 붙인다. 아울러 전초를 즙을 내어 위장질환이나, 부인과질환 등에 이용한다.

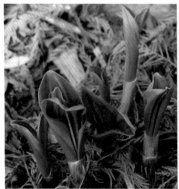
새순

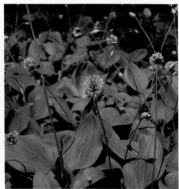
군락

49

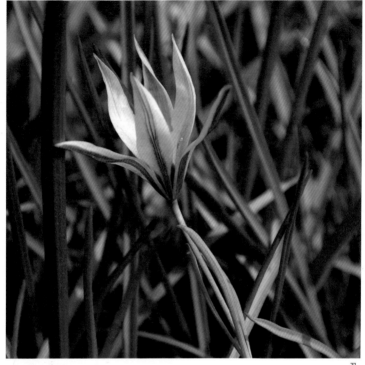

꽃

어혈을 풀어주며, 종기를 없애는 풀

산자고

🌱 신체가 허약한 사람은 복용하지 않는다.
찬 성질이 강하고 독성이 있다.

여러해살이풀   *Tulipa edulis*

● 꽃 : 4~5월 흰색 ● 열매 : 7~8월 ● 이명 : 까치무릇, 가래무릇, 금등화, 녹제초
● 생약명 : 산자고(山慈姑, 비늘줄기를 말린 것)

양지바른 풀밭에서 자라는 여러해살이풀. 잎은 선형으로 끝은 뾰족하나 가
장자리는 밋밋하고 녹색이다. 꽃은 줄기에 곧게 서고 연약한 꽃대 끝에 흰색
의 꽃이 비스듬히 한 개씩 달린다. 열매는 삭과로 세모나고 둥글며 끝에 길이
6mm 정도의 암술대가 달린다. 꽃잎의 무늬가 알록달록하여 '까치무릇' 이라
고도 한다.

효능 자양강장, 혈을 잘 돌게 하며, 종기를 없애고 종양을 치료하며, 은진(두드러기), 해열, 피멍, 면정(얼굴에 나는 여드름), 항암(폐암, 위암, 피부암) 등을 치료한다.

성미 맛은 달고 약간 매우며, 성질은 차고 독성이 있다.

귀경 간경, 폐경, 비경에 작용한다.

이용부위 비늘줄기를 약용한다. 가을에 비늘줄기(인경)를 채취해 외피를 제거하고 햇볕에 건조하여 이용한다.

용법용량 비늘줄기 3~6g을 물에 달여 복용한다. 약간 독성이 있으므로 식초에 담가두었다가 사용한다.

금기사항 정기(正氣)가 허약한 사람은 복용을 피한다. 과량 복용하면 오심구토(惡心嘔吐, 메스꺼움과 구토 증상)가 일어날 우려가 있다.

민간요법

하루 3~6g을 물약 또는 가루약, 알약으로 복용한다. 외용으로 가루를 개어 바르거나 짓찧어 환부에 붙인다.

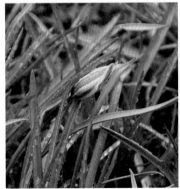

꽃봉오리

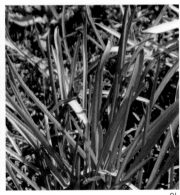

잎

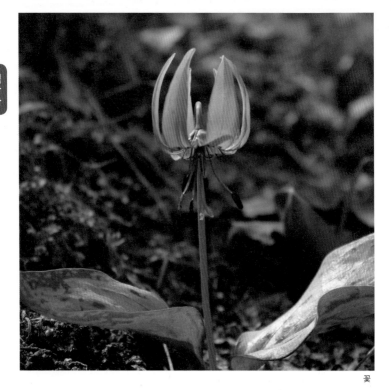

꽃

자양강장·위장염을 다스리는 풀

얼레지

☜ 다량 섭취할 경우 설사를
일으킬 수도 있다. 독성이 있다.

여러해살이풀   *Erythronium japonicum*

● 꽃 : 3~4월 붉은 보라색 ● 열매 : 7월 ● 이명 : 가재무릇, 산우두, 얼레기, 엘레지나물
● 생약명 : 차전엽산자고(비늘줄기를 말린 것)

높은 산의 숲 속에서 자라는 여러해살이풀. 땅 속 알뿌리에서 긴 타원형의 잎
2개가 나와 옆으로 퍼져 자란다. 잎 바탕에는 자주색의 얼룩무늬가 있고 가
장자리는 밋밋하다. 꽃은 줄기 끝 사이에서 나와 끝에 1개의 꽃이 아래를 향
하여 핀다. 열매는 타원형의 삭과로 그 안에 종자가 들어있다. 씨방은 삼각
모양의 난형이다. 봄에 잎을 물에 우려낸 뒤 나물로 식용한다.

효능 위장염, 통풍, 관절통, 자양강장, 해독, 이질, 복통, 설사, 구토, 궤양성 질병, 건위약, 염증약, 상처, 부스럼, 습진, 화상에는 잎을 짓찧어 붙이거나 달인 물로 씻는다.

성미 맛은 맵고 쓰며 성질은 따뜻하고 독성이 있다.

이용부위 비늘줄기(인경)를 약용한다. 뿌리를 장아찌로 담가 먹거나 녹말을 채취하기도 한다. 어린잎은 물에 푹 우려내어 소량을 식용하고, 큰 것은 먹지 않는다. 많이 먹으면 설사를 유발한다.

TIP

산나물
봄에 올라온 새순을 끓는 물에 살짝 데쳐 물에 한나절쯤 담갔다가 독성을 우려낸 뒤 물기를 꽉 짜서 나물로 무쳐 먹는다.
과다 섭취시 설사를 유발할 수 있으므로 적당량을 섭취한다.

유사종 흰얼레지는 유독성 식물이므로 함부로 섭취하지 않는다. 봄부터 초여름 사이에 비늘줄기(인경)를 채취하여 그늘에 말려 이용한다.

용법용량 1회에 5~10g을 물로 달이거나, 가루로 만들어 복용한다.

민간요법

· 비늘줄기(인경)를 물에 달여 복용한다.
· 화상에 생잎을 찧어 환부에 붙인다.
· 비늘줄기(말린 것)를 1회에 4~6g을 물 200cc에 달이거나, 가루로 만들어 복용한다.

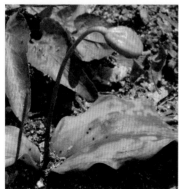

열매

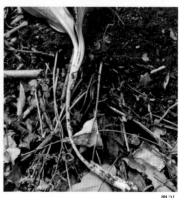

뿌리

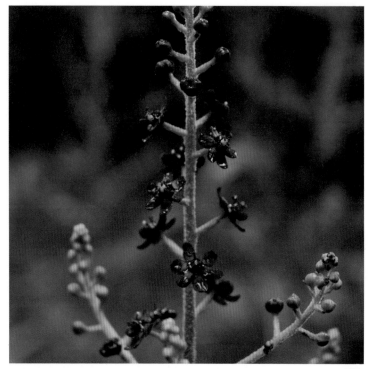

여로

최토와 살균·구충에 유용한 풀

여로

🌿 독성이 강하므로 용량에 주의해야 한다.
몸이 허약한 사람이나 임신부는 복용하지 않는다.

여러해살이풀 · *Veratrum maackii* var. *japonicum*

● 꽃 : 7~8월 자주색 ● 열매 : 10월 ● 이명 : 늑막풀, 산총, 풍로
● 생약명 : 녹총(鹿蔥), 여로근(뿌리를 말린 것)

전국의 산지 반그늘이나 양지바른 풀밭에서 자라는 여러해살이풀. 줄기는 높이 40~60cm 높이로 자라고 잎은 어긋나며 끝은 뾰족하다. 줄기에는 돌기 같은 털이 빽빽하고, 줄기 위쪽 가지에 짙은 자주색의 꽃이 원뿔 모양의 꽃차례로 달린다. 열매는 3개의 줄이 있는 삭과로 익는다. 유독성 식물이어서 주의해야 하며 뿌리줄기를 살충제로도 이용한 기록이 있다.

효능 고혈압, 중풍, 강심제, 최토제, 간질, 학질, 아토피 피부염, 비듬, 피부의 악창, 황달, 구학(오랫동안 낫지 않는 학질), 설사, 후두염, 편도선염, 간염, 구충제(파리, 구더기 등), 옴, 악창 등의 외용약으로도 쓴다.

성미 맛은 맵고 쓰며 성질은 차고 강한 독성이 있다.

이용부위 뿌리를 약용한다. 가을에 뿌리를 채취해 물에 씻어 햇볕에 말려 이용한다.

용법용량 하루에 0.3~0.5g을 가루 내어 복용한다. 독성이 있으므로 처방전 없이 정해진 용량 외에 과용은 절대 금물이다.

민간요법

외용약으로 뿌리를 가루로 만들어 기름으로 개어 환부에 바른다.(옴, 버짐. 살균작용 등 주로 외용약으로 쓰인다.) 민간에서 늑막염에 걸렸을 때 최토작용(담을 깨끗하게 토해내게 함)을 일으켜 고름을 토해내고 치료하여 늑막풀이라고도 한다. 유독성 식물이라 함부로 사용하는 것은 금물이며, 반드시 전문가의 처방을 받아야 한다.

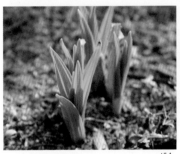
새순

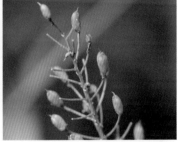
열매

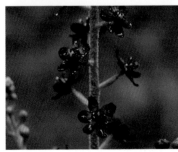
꽃

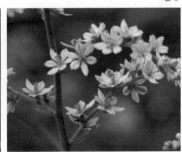
흰여로

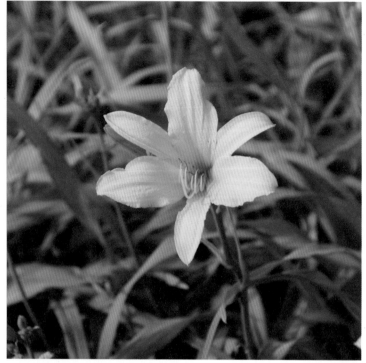

원추리

신경을 안정시키고 소염제로 쓰이는 풀

원추리

☞ 뿌리에는 약간의 독이 있으므로
주의를 요하며, 과량 섭취하지 않는다.

여러해살이풀   *Hemerocallis fulva*

● 꽃 : 6~8월 자주색   ● 열매 : 9월   ● 이명 : 왕원추리, 훤초, 망우초
● 생약명 : 훤초근(萱草根, 뿌리 말린 것), 금침채(金針菜, 꽃봉오리 말린 것)

전국 각지의 산지 풀밭에서 자라는 여러해살이풀. 잎은 칼 모양으로 2줄로
마주나며 둥글게 휘여진다. 꽃은 50~100cm 높이의 꽃줄기 끝에 노란색의 꽃
이 2~3송이 달려 핀다. 열매는 타원형의 삭과로 익으며, 뿌리는 방추형의 굵
은 덩이뿌리가 비대한 편이다. 봄에 자란 어린순을 '넘나물'이라 하여 나물로
식용하고 덩이뿌리로 녹말을 우려내어 식용하기도 한다.

효능 뿌리는 이뇨, 지혈, 소염, 해열, 빈혈, 우울증, 화병, 소화촉진제로 쓴다. 전초는 어혈, 류머티즘과 열병, 위염과 황달을, 잎을 짓찧어 관절염, 상처, 종기, 요통 등에 쓴다.

성미 맛은 달고 성질은 서늘하다.

귀경 간경, 신경에 작용한다.

이용부위 꽃, 뿌리 잎을 약용한다. 어린잎은 나물로 식용한다. 가을에 뿌리를, 여름에 꽃을 채취해 햇볕에 말려 이용한다.

이용방법 잎을 말려서 약한 불로 달인 후 차로 이용한다.

용법용량 하루 3~9g을 물에 달여 복용한다.

유사종 **큰원추리**는 꽃줄기가 갈라지지 않고 포엽이 난형이며 두껍다. **노랑원추리**는 연한 황색이고 꽃자루가 길며 밤에 꽃 핀다. **각시원추리**는 왕원추리에 비해 전체가 작고 꽃자루가 잎보다 길지만 향기가 나며, 포는 달걀 모양으로 끝이 뾰족하다.

민간요법

열이 많거나 코피가 날 때 원추리 생즙을 이용한다. 또한 뿌리나 잎을 짓찧어 관절염, 상처, 종기, 요통 등에 쓴다.

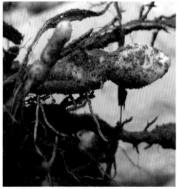
뿌리

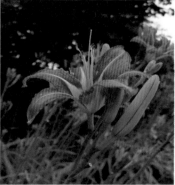
왕원추리

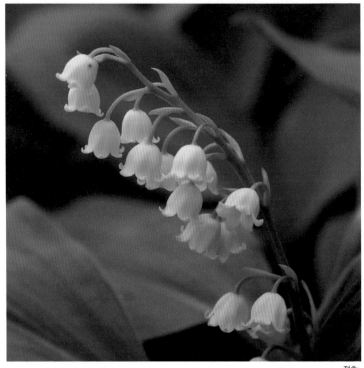

전초

심장질환과 혈액순환을 개선하는 풀

은방울꽃

🕸 전체에 독성이 있으므로 주의한다.

여러해살이풀   *Convallaria keiskei*

● 꽃 : 4~5월 흰색 ● 열매 : 7월 ● 이명 : 군영초, 오월화, 초옥란, 초옥령
● 생약명 : 영란(鈴蘭, 꽃을 말린 것)

산지의 숲 속에서 자라는 여러해살이풀. 긴 타원형의 뿌리잎은 끝이 뾰족하고, 뒷면은 분백색이다. 잎과 함께 나온 가느다란 20~30cm 높이의 꽃줄기 위쪽으로 종 모양의 자잘한 흰색 꽃이 앙증맞게 달린다. 열매는 구형의 장과로 붉은색으로 익는다. 꽃 모양이 은방울처럼 생겼다하여 은방울꽃이라 하며, 꽃도 예쁘고 향기가 좋아 관상가치가 높다.

효능 심장질환(심장쇠약, 심장신경증, 심장경화증 등), 혈액순환을 개선한다. 열매는 강심제나 이뇨제, 혈액순환 촉진 등에 쓰인다. 뿌리는 이뇨, 활혈, 부종, 타박상, 풍을 제거하며, 자궁출혈, 대하, 거풍(祛風), 종기 등에 쓰인다.

성미 맛은 달고 쓰며, 성질은 따뜻하며 독성이 강하다.

이용부위 전초(꽃, 잎, 땅속줄기)를 약용한다. 서양에서는 주로 향수, 화장품의 원료로 사용하며, 작은 종 모양의 꽃이 앙증맞고 아름다워 정원의 관상용으로도 심어 기른다. 농가에서는 은방울꽃의 독성을 활용하여 살충 등을 위한 천연농약대용으로도 사용한다. 가을에 전초를 채취하여 그늘에 말려 이용한다.

용법용량 전초 10g을 물로 달여 복용하거나, 가루약 형태로 복용한다. 은방울꽃은 어린순에서부터 전체에 독성이 강하므로 함부로 사용할 수 없고 반드시 전문가의 처방에 따라 약용할 것을 권장한다.

민간요법

심장질환이나 심장이 약한 사람은 꽃, 잎, 땅속줄기(지하경)를 그늘에 말려 잘게 썬 뒤 약 3g을 540ml의 물로 달여 하루에 3번에 나누어 복용한다. 단, 유독성 식물이므로 개인이 약재로 사용할 때는 함부로 사용할 수 없고, 반드시 전문가의 처방에 따라야 한다.

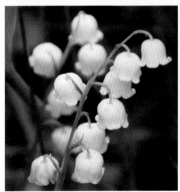
꽃

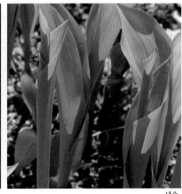
새순

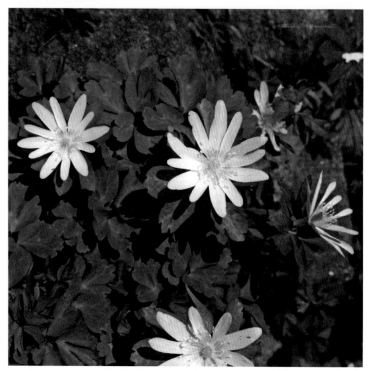

꽃

통증을 다스리고 종기를 치료하는 풀

꿩의바람꽃

🌱 독성이 있으므로 소량 복용한다.

여러해살이풀   *Anemone raddeana*

● 꽃 : 4~5월 흰색   ● 열매 : 6~7월   ● 이명 : 양두첨, 다피은련화, 홍배은련화, 은련화
● 생약명 : 죽절향부(竹節香附, 뿌리를 말린 것)

중부 이북 산지의 나무그늘 아래서 자라는 여러해살이풀. 잎은 긴 타원형으로 끝이 깊게 갈라지며 가장자리가 밋밋하다. 꽃은 줄기 끝에 한 송이가 달리며 꽃에는 꽃잎이 없고 8~16장 내외의 꽃받침이 꽃잎처럼 보인다. 열매는 난형의 수과로 털이 있다. 꽃은 처음에 분홍빛이 돌다가 이내 흰색으로 변한다. 주로 뿌리줄기를 약용한다.

효능 통증, 진통, 골절동통, 종기를 다스리며, 관절통을 치료한다. 거풍습(祛風濕, 인체에 좋지 않은 바람과 습기로 인해 뼈마디가 저리고 아픈 증세의 제거 효능), 소옹종(消癰腫, 종창을 제거), 사지구련(四肢拘攣, 팔다리의 근육이 오그라드는 병증) 등을 치료한다.

TIP

건조한 뿌리 5g을 0.5리터의 물에 달여 아침 저녁으로 음용하면 관절통이나 요통 치료에 효능이 있다.

성미 맛은 맵고 성질은 뜨거우며, 독성이 있다.

귀경 간경에 작용한다.

이용부위 뿌리를 약용한다. 여름에 꽃과 뿌리를 채취하여 햇볕에 말려 이용한다.

용법용량 전초 5g을 물에 달여 복용하거나 가루약이나 환으로 복용한다. 독성이 있으므로 약재로 사용할 경우 법제하여 적은 양을 쓰되, 반드시 전문가의 처방에 따라 사용해야 한다.

민간요법

뿌리를 채취하여 햇볕에 말려 사용한다. 종기나 부스럼 등에 말린 가루를 환부에 붙이거나 기름에 개어 바른다. 주로 소종, 관절동통, 창종, 종기를 다스리는 풀이다.

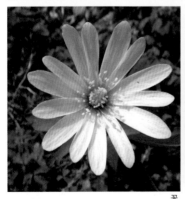

꽃

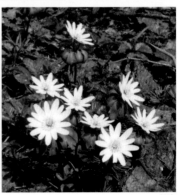

군락

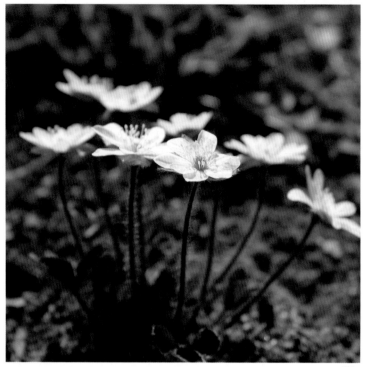

전초

설사를 멈추고 복통·장염을 다스리는 풀

노루귀

🐾 독성이 있으므로 복용에 유의해야 한다.

여러해살이풀   *Hepatica asiatica*

● 꽃 : 3~5월 흰색, 연한 분홍색 ● 열매 : 6월 ● 이명 : 설할초, 파설초
● 생약명 : 장이세신(獐耳細辛, 전초를 말린 것)

이른 봄 전국의 산지 숲 속에서 자라는 여러해살이풀. 꽃이 먼저 피어올라 온 후에 잎이 나온다. 잎은 달걀 모양이고 끝이 뭉뚝하며 뒷면에 솜털이 많이 난다. 꽃이 질무렵 새로 돋아나는 잎의 뒷면에 뽀송한 흰 솜털이 노루의 귀를 닮았다 하여 노루귀라고 한다. 뿌리에는 마디가 많으며 꽃대에는 긴 털이 난다. 열매는 수과로 털이 나 있다.

효능 전초를 창종, 충독, 두통, 치통, 복통, 해수, 장염, 설사, 진해, 소종, 이질에, 방부작용이 있어 피부병, 화농성 상처, 궤양을 다스린다.

성미 맛은 쓰고 성질은 차며 독이 있다.

이용부위 전초(뿌리 포함)를 약용하고, 어린잎은 식용한다. 여름에 뿌리와 전초를 채취하여 햇볕에 말려 이용한다.

용법용량 전초 10~15g을 물로 달여 복용한다.

유사종 울릉도에 자생하는 **섬노루귀**와 노루귀보다 작고 잎에 얼룩무늬가 있는 **새끼노루귀** 등이 있으며, 개체에 따라 꽃 색깔에 약간씩 변이가 있다.

민간요법

민간에서 전초(잎, 뿌리, 줄기, 꽃 등)를 창종, 충독, 진통, 장 치료 등의 약재로 쓰인다.

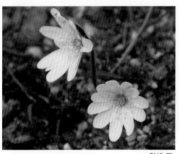

흰색 꽃

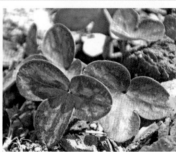

새끼노루귀의 잎

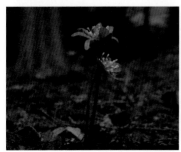

청자색 꽃

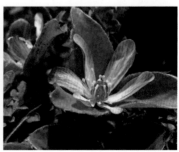

섬노루귀

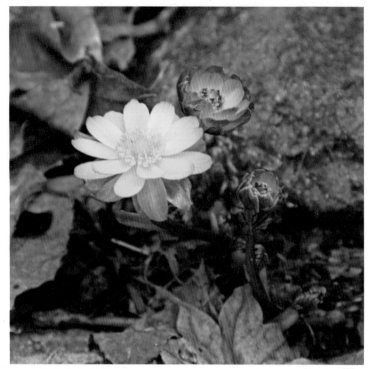

전초

심장질환·전립선염을 다스리는 풀

복수초

🐾 독성이 있으므로 한번에 많은 양을 복용하지 않는다.

여러해살이풀   *Adonis amurensis*

● 꽃 : 2~4월 흰색, 노란색 ● 열매 : 6~7월 ● 이명 : 설연화, 원일초(화), 얼음새꽃
● 생약명 : 복수초(福壽草, 전초를 말린 것), 측금잔화(側金盞花, 뿌리를 말린 것)

산지의 숲 속 그늘에서 자라는 여러해살이풀. 줄기는 30~40cm 높이까지 자란다. 잎은 어긋나고 깃꼴겹잎이다. 꽃보다 늦게 나오거나 같이 나오며, 꽃은 줄기 끝에서 노란색으로 핀다. 열매는 둥근 수과로 표면에 짧은 털이 나 있고 뿌리는 굵고 짧은 줄기에 수염뿌리가 모여 있다. 꽃이 예뻐서 관상용으로도 인기가 좋고, 뿌리를 포함한 전초를 약용한다.

효능 심장병, 신장질환, 방광질환, 복수가 찰 때, 신경쇠약, 관절염, 전립선염, 신경통, 강심제, 이뇨, 종창 등에 이용한다.

성미 맛이 쓰고 성질은 평하다.

귀경 심경에 작용한다.

이용부위 전초를 약용한다. 꽃 피고 열매 맺을 때, 전초를 채취해 그늘에 말려 이용한다.

이용방법 약용, 관상용으로 이용한다.

용법용량 하루 0.6~1.5g을 약불로 서서히 달여 복용한다. 유독성 식물이므로 법제하여 소량을 쓰되, 반드시 전문가의 처방에 따른다.

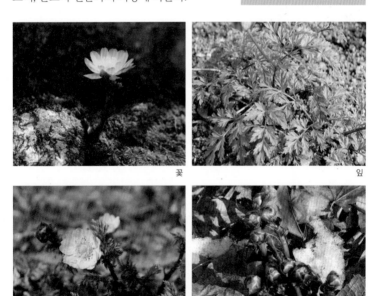

꽃

잎

가지복수초

가지복수초 새순

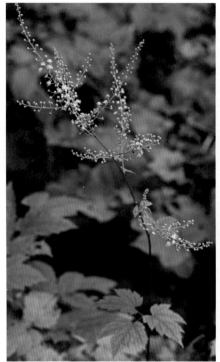

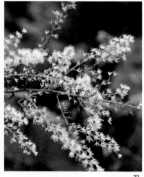

꽃

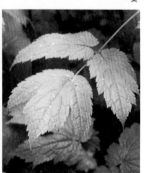

전초

잎

열을 내리고 우울증을 다스리는 풀

승마

🖑 독성 및 자극성이 강하여 과다 복용시
구토와 어지럼증을 유발할 수 있다.

여러해살이풀　　　　　　　　　　　　　*Cimcifuga heracleifolia*

● 꽃 : 8~9월 흰색　● 열매 : 10월　● 이명 : 끼멸가리, 끼절가리

● 생약명 : 승마(升麻, 뿌리를 말린 것)

깊은 산 숲 속에서 자라는 여러해살이풀. 줄기는 1~1.5m로 제법 높이 자란다.
잎은 어긋나고 가장자리에 불규칙한 톱니가 있다. 꽃은 줄기 끝에서 꽃이 피
며, 꽃자루가 있고 밀착되어 있으며 꽃대에 가는 털이 흩어져 난다. 꽃잎은
없으며, 열매는 타원형의 골돌이다. 잎이 '마(麻)와 비슷하고 성질이 상승(上
升)한다' 하여 붙여진 이름이다.

효능 해열해독, 두통, 편도선염, 여성 갱년기, 안면홍조, 신경과민, 우울증, 홍역, 피부염, 인후가 아플 때 쓴다.

성미 맛이 달고 매우며 성질은 약간 차고 독성이 있다.

이용부위 뿌리를 약용한다. 가을에 뿌리를 채취하여, 햇볕에 말려 이용한다.

용법용량 하루 30~40g을 달여 복용한다.

유사종 눈개승마는 봄에 꽃을 피우며 을릉도에서는 '삼나물'이라 하여 식용한다. **나도승마**는 장미과의 멸종위기종으로 승마와는 꽃 모양이 전혀 다르고 잎이 승마를 닮았다. **촛대승마**는 원통 모양으로 꽃을 피운다.

TIP

삼나물(눈개승마)
울릉도에서 눈개승마를 '삼나물'이라 하여 식용하는데 끓는 물에 20분 정도 푹 데쳐 반나절가량 찬물로 우려낸 뒤 나물로 무쳐 먹는다.

약차
두꺼운 프라이팬에 승마의 어린잎을 넣고 중간 불로 덖음을 하여 차를 만든다.

민간요법

갈근(칡뿌리), 박하, 상엽(뽕나무잎), 감국(산국화)과 함께 달여 미열이 있고, 목안이 아프면서 열이 나는 인후염에 쓴다.

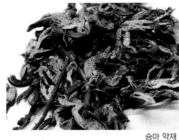

승마 약재

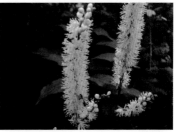

촛대승마

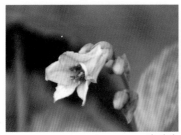

나도승마

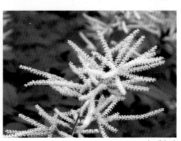

눈개승마

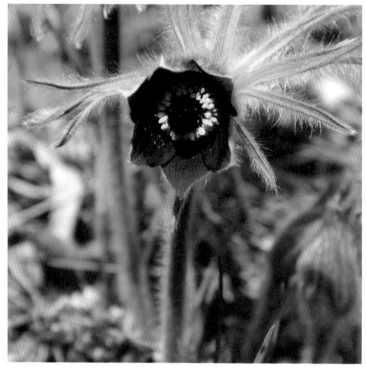

할미꽃

열을 내리며 어혈을 다스리는 풀

할미꽃

꽃 독성이 있으므로 용량에 주의한다. 임산부는 복용하지 않고,
몸이 허하거나 냉해서 설사하는 사람도 복용하지 않는다.

여러해살이풀 · *Pulsatilla koreana*

● 꽃 : 3~5월 검붉은 보라색 ● 열매 : 6~7월 ● 이명 : 노고초, 관모봉, 야장인
● 생약명 : 백두옹(白頭翁, 뿌리를 말린 것)

제주도를 제외한 전국의 양지바른 산에서 자라는 여러해살이풀. 줄기 없이
뿌리에서 여러 잎자루가 올라온다. 잎은 작은 깃꼴로 깊게 갈라지고 잎줄기
끝에서 종 모양으로 꽃대 끝에 한 개의 꽃이 아래를 향해 핀다. 열매는 수과
로 둥근 열매를 맺고, 전체에 흰색의 털이 덮여 있다. 희고 긴 털이 달린 열매
덩어리가 할머니의 흰 머리카락 같아 보여 할미꽃이라는 이름이 붙었다.

효능 해열해독, 어혈을 풀어주고, 복통, 지혈, 소염, 이질에 쓴다. 살균작용을 하며, 꽃은 학질, 두창(천연두), 잎은 허리와 무릎 통증, 부종, 심장통을, 줄기는 사지관절의 심장통, 코피에, 열매(말린 것)는 강장제로 사용한다.

성미 맛은 쓰고 성질은 차며 독성이 있다.

이용부위 뿌리(잎, 꽃)를 가을에서 봄 사이에 채취하여 약용한다. 봄에 꽃이 피기 전 전초를 채취해 지상부를 제거하고 햇볕에 말려 이용한다.

용법용량 전초 5~10g(신선한 것은 20~40g)을 물에 달여서 복용한다. 유독성 식물이므로 반드시 전문가의 처방에 따른다.

민간요법

민간에서 독성이 강한 백두옹을 캐어 돌로 찧은 후 냇가에 풀어 물고기를 잡거나 재래식 변기에 뿌려 구더기 방지 등에 사용하였다.

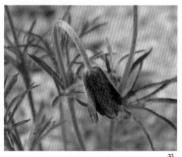

꽃

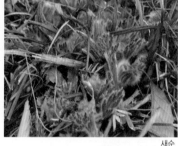

새순

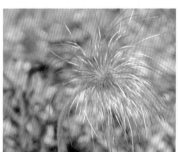

열매

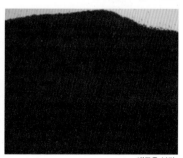

백두옹 분말

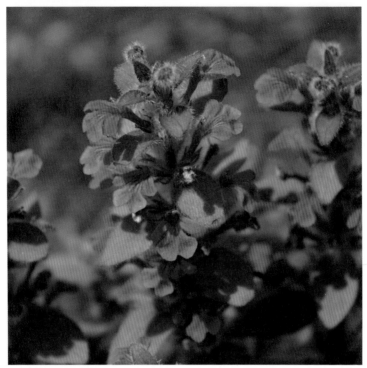

꿀풀

항암과 해독작용에 이로운 풀

꿀풀

꽃 설사를 자주하는 사람은 과다 복용하지 않는다.
임산부나 몸이 찬 사람은 복용하지 않는다.

여러해살이풀   *Prunella vulgaris* var. *lilacina*

● 꽃 : 5~7월 보라색 ● 열매 : 7~8월 ● 이명 : 꿀방망이, 하고두, 하고
● 생약명 : 하고초(夏枯草, 줄기와 꽃)

전국의 야산이나 양지바른 풀밭에서 자라는 여러해살이풀. 뿌리는 잔뿌리가
발달해 있으며, 줄기는 네모지고 높이 20~40cm 높이로 자란다. 잎은 마주나
고 타원 상의 피침형으로 잎 가장자리에 톱니가 있거나 없다. 꽃은 원기둥 모
양의 꽃줄기에서 보라색의 이삭 모양의 꽃차례로 달린다. 열매는 소견과로
황갈색의 씨가 들어 있다.

효능 항암(간암, 자궁암, 유방암, 갑상선암), 자궁출혈, 생리통, 습진, 신장을 강화시켜 신진대사를 원활하게 하고, 시력 회복, 소화불량, 고혈압, 이뇨, 살균, 염증질환(유선염, 이하선염 등), 해독, 간염, 어혈을 제거하는데 효과적이다.

성미 성질은 차고 맛은 쓰고 매우며 독성은 없다.

이용부위 꽃을 포함한 줄기와 잎을 약용하고 어린잎은 나물로 식용한다. 여름철 지상부(잎, 줄기, 꽃)를 채취하여 물로 씻은 후 서늘한 곳에서 말려서 이용한다.

용법용량 여름철 꽃이 필 무렵 전초를 잘라서 그늘에 말렸다가 물에 달여 복용한다.

TIP

산나물
어린순을 끓는 물에 데쳐 한나절가량 찬물에 쓴맛을 우려낸 뒤 짜서 나물로 무쳐 먹는다.

약차
하고초 약 20g을 물에 씻어 물 1리터가량을 붓고 끓인 후 약불로 1시간쯤 달여 냉장 보관하여 하루 2~3회 따뜻하게 음용한다.

약술
꽃이 피었을 때 주로 꽃대를 채취하여(150g) 씻은 뒤 물기를 빼고 담금주(1.8리터)에 3~6개월쯤 숙성시킨 뒤 건더기를 버리고 하루 1잔씩 음용한다.

효소
꽃이 필 무렵 생초를 채취하여 씻은 후 물기를 제거하고 잘게 썰어 설탕시럽이나 설탕을 넣고 버무려 3~4개월 밀봉 후 건더기를 건져 내고 다시 6~12개월간 숙성하여 미지근한 물에 타서 음용한다.

민간요법

외용제로 쓸 때는 하고초 달인 물로 환부를 씻어 내거나 짓찧어 환부에 붙인다.

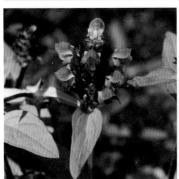

꽃과 잎

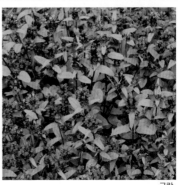

군락

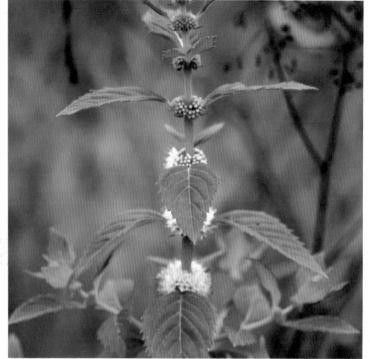

전초

해열과 비염에 이로운 풀

박하

🌀 과량 복용하지 않으며,
몸이 차거나 허약한 사람은 복용하지 않는다.

여러해살이풀   *Mentha piperascens*

● 꽃 : 7~9월 흰색, 홍자색 ● 열매 : 10~11월 ● 이명 : 번하채, 발하, 야식향
● 생약명 : 박하(薄荷)

전국의 습한 들에서 자라거나 심어 기르는 여러해살이풀. 땅속 뿌리줄기는
옆으로 벋고 곧게 선 줄기는 네모지고 높이 50~100cm 높이로 자란다. 마주난
잎은 긴 타원형으로 끝이 뾰족하며 가장자리에 톱니가 있다. 꽃은 줄기 위쪽
잎겨드랑이에서 홍자색 또는 흰색의 꽃이 양쪽에서 층층이 모여 달린다. 전
체에서 청량감을 주는 쏴한 박하향기가 난다.

효능 해열, 두통, 비염, 혈액순환, 신경안정, 피로회복, 피부염, 피부 가려움증은 물론, 박하의 멘톨 성분은 스트레스로 인해 뭉친 곳의 기(氣)를 순환시키고 시력회복, 안구충혈, 치통, 인후통, 중풍, 가래를 삭이는 효과가 있다.

성미 성질은 따뜻하고 맵고 쓰며 독성은 없다.

이용부위 줄기와 잎을 약용한다. 여름에서 가을 사이에 잎과 줄기를 채취하여 햇볕이나 그늘에 말려 사용한다.

용법용량 2.5~8g을 물에 오래 달이지 않고 단시간에 달여 복용하거나 외용한다.

민간요법

옛날 민간에서는 물에 달여 입안을 헹구는 식의 치약 대용으로 쓰거나 지사제로 약용하였으며, 피부질환(부스럼 등)에 신선한 잎을 짓찧어 환부에 부치기도 하였다.

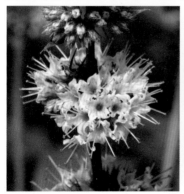

꽃

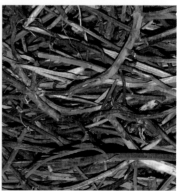

약재

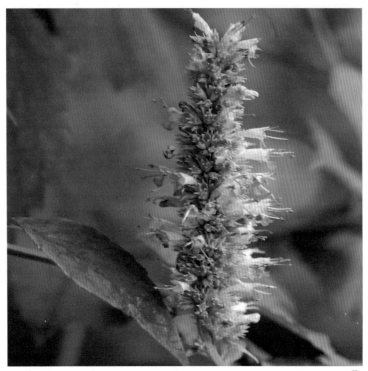

꽃

위와 장 등 소화기질환을 다스리는 풀

배초향

🔊 과량 복용하면 부작용이 나타날 수 있다.

여러해살이풀   *Agastache rugosa*

● 꽃 : 7~10월 자주색 ● 열매 : 10월 ● 이명 : 방아잎, 방아풀, 인단초, 단라향, 토곽향
● 생약명 : 곽향(藿香, 전초를 말린 것)

산과 들의 양지바르고 다소 습한 풀밭에서 자라는 여러해살이풀. 잎은 마
주나며 난형으로 가장자리에 둔한 톱니가 있으며 끝은 뾰족하다. 줄기
는 40~100cm 높이로 네모지고 곧게 자란다. 꽃은 가지 끝과 원줄기 끝에 수
상꽃차례로 모여서 핀다. 열매는 타원형의 소견과로 속에 4개의 씨가 들어
있다. 독특한 향취를 갖고 있으며 봄에 어린순을 나물로 식용한다.

효능 비장과 위장을 따뜻하게 하고, 곽란, 명치와 배가 아픈 것, 감기, 전초는 소화, 건위, 진통, 구토, 복통, 두통, 식욕부진, 소화불량, 더위 먹은데 쓰인다. 악취제거를 위한 방향제로도 이용한다.

성미 맛은 맵고 성질은 약간 따뜻하며 독성은 없다.

귀경 비경, 위경에 작용한다.

이용부위 전초를 약용하고, 어린순은 나물로 이용한다. 여름에 꽃이 필 때 전초를 베어 그늘에 말려 이용한다.

용법용량 하루 5~10g을 물로 달이거나 환을 짓거나 가루내어 복용한다.

TIP

약차
말린 배초향을 끓는 물에 넣고 끓여 약한 불로 우려낸 뒤 음용한다.

산나물
봄에 새순을 살짝 데쳐 찬물에 담가 쓴맛을 우려낸 뒤 짜서 나물로 무쳐 먹는다.

효소
꽃이 피기 전 잎과 줄기를 씻어 물기를 뺀뒤, 잘게 썰어 1:1로 설탕에 버무려 밀봉하고 서늘한 곳에 3~4개월 보관한다. 발효는 1년 이상이 좋고 건더기를 걸러내어 냉장 보관 한 뒤 미지근한 물에 타서 음용한다.

민간요법

우리나라 토종 허브식물로 알려져 비린내가 많은 민물고기 등의 매운탕이나 추어탕에 향신료로 넣어 먹기도 한다.

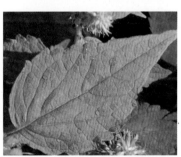

잎

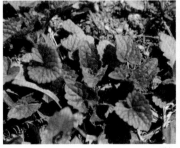

새순

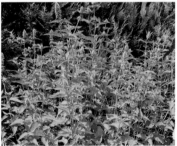

군락

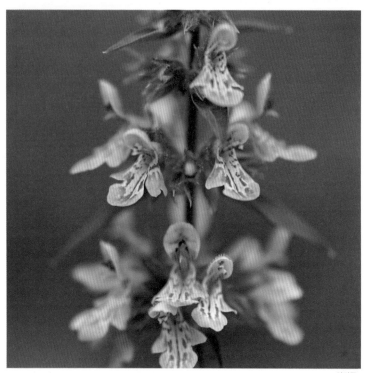

석잠풀

뇌신경 활성화와 혈액순환을 개선하는 풀

석잠풀

🦶 과다 복용시 마비증상이 나타날 수 있다.

여러해살이풀   *Stachys japonica*

● 꽃 : 6~9월 연한 붉은색 ● 열매 : 9~10월 ● 이명 : 석잠, 야지잠
● 생약명 : 광엽수소(廣葉水蘇, 전초를 말린 것), 초석잠(草石蠶, 뿌리를 말린 것)

전국 산과 들의 축축한 습지에서 자라는 여러해살이풀. 줄기는 네모지고 40~70cm 높이로 자란다. 잎은 마주나고 잎끝이 날카로우며 가장자리에 톱니가 있다. 꽃은 줄기 위쪽 잎겨드랑이에 층층이 돌려 핀다. 열매는 소견과로 익으며, 뿌리줄기는 흰색이다. 흰 뿌리줄기가 누에와 비슷해서 붙여진 이름이나 실제로는 골뱅이 모양과 비슷하다.

효능 변비 예방에 탁월한 효과가 있다. 기억력 향상, 치매 예방, 지혈, 불면증, 고혈압, 혈액순환 개선, 월경불순, 기침, 허약체질에 효능이 있다.

성미 맛은 달면서 쓰거나 맵고 성질은 따뜻하다.

이용부위 전초를 채취하여 약용한다. 봄부터 초겨울에 걸쳐 전초를 채취하여 햇볕에 건조하여 사용한다.

용법용량 전초 10~20g을 물에 달여 복용한다.

민간요법

신경통이나 중풍에 덩이뿌리를 살짝 데쳐 건조한 후, 약한 불로 달여 복용한다. 이때 생으로 먹기도 하고, 장아찌나 볶아서 차로 이용하기도 한다. 잎과 줄기는 녹즙을 내어 복용한다.

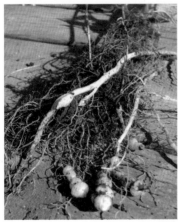

뿌리

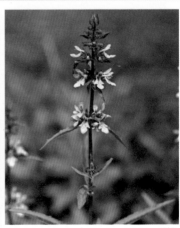

전초

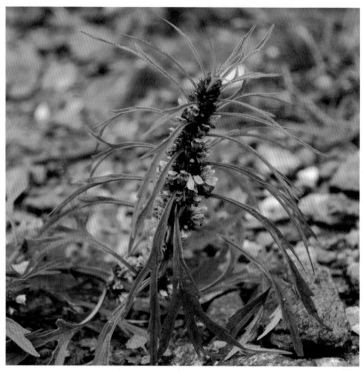

전초

혈액순환과 부인병에 이로운 풀

익모초

🔊 음이 허하고 빈혈이 있는 사람은 복용하지 않는다.

두해살이풀　　　　　　　　　　　　　　　　*Leonurus japonicus*

● 꽃 : 7~8월 연한 붉은색　● 열매 : 9~10월　● 이명 : 임모초, 육모초, 충위, 곤초, 사릉초
● 생약명 : 익모초(益母草, 전초를 말린 것)

들에서 자라는 두해살이풀. 뿌리잎은 손 모양으로 갈라져 나지만 성체의 잎
은 마주나며 넓은 난형에 가깝다. 잎자루가 긴 편이고 가장자리에 거친 톱니
가 있다. 줄기는 둔한 네모가 지고 흰털이 있다. 줄기 위쪽의 잎겨드랑이에서
입술 모양의 꽃이 층층이 핀다. 열매는 가을에 까맣게 익는다. 익모초는 '어미
에게 이로운 풀(益母草)'이라는 뜻이다. 잎에서는 상당히 쓴맛이 난다.

효능 여성의 생리를 조절하며 전초 및 씨를 부종, 유방염, 대하증, 자궁출혈, 산후출혈 등에 이용한다. 그외 자궁수축, 지혈, 강심, 이뇨, 항암 등에 쓴다.

성미 맛은 맵고 쓰며 성질은 차며 독성은 없다.

이용부위 전초를 약용한다. 꽃이 피기 전에 전초의 지상부를 채취해 그늘에 말려 이용한다.

용법용량 하루 5~15g을 물로 달여 복용한다.

민간요법

전초를 1회 5g 정도를 물 600ml에 1/2이 될 때까지 달려 하루 3회 나누어 복용한다. 부인의 산후지혈 및 보혈 등에 효과가 있다.

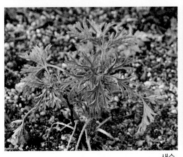

새순

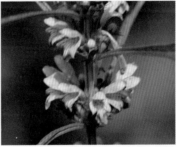

꽃

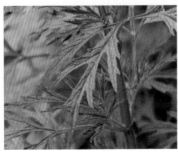

잎

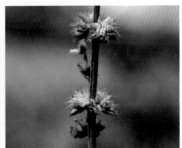

열매

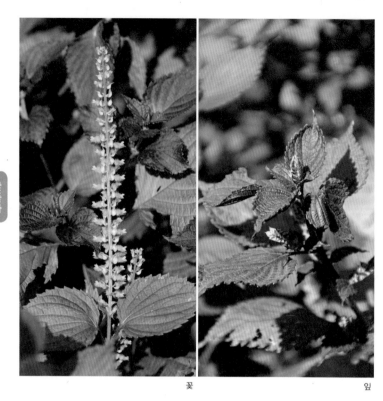

꽃   잎

혈액순환과 염증을 제거하는 풀

소엽

🌿 온병(급성열병)으로 기가 허한 증상에는 쓰지 않는다.

한해살이풀   *Perilla frutescens* var. *acuta*

- 꽃 : 8~9월 연한 자주색 ●열매 : 10월 ●이명 : 차조기, 차즈기, 자주깨
- 생약명 : 자소엽(紫蘇葉, 잎을 말린 것)

주로 민가에서 재배하는 한해살이풀. '차즈기'라고도 부른다. 줄기는 네모지고, 마주나는 잎은 넓은 난형에 가까우며 들깻잎처럼 생겼다. 끝이 뾰족하고 가장자리에 톱니가 있으며, 어린잎일수록 자줏빛이 진하다. 줄기 끝에 입술 모양의 꽃이 총상꽃차례로 달린다. 열매는 소견과로 두꺼운 껍질에 싸여 있으며, 특유한 향취가 있다.

효능 기(氣)를 소통하여 막힌 곳을 뚫어주며, 혈액순환을 좋게 한다. 땀을 잘 나게 하며 기침을 멈추며 소화를 돕고 몸을 깨끗하게 하는 등의 효능이 있다. 그 외 감기로 인한 고열이나 두통, 해수 등에 쓰인다.

성미 맛은 맵고 성질은 따뜻하다.

이용부위 전초를 약용하며, 어린잎을 쌈이나 나물로 식용한다. 늦은 여름에 성숙한 전초를 채취해 그늘에 말려 이용한다.

용법용량 하루 5~10g을 물에 달여 복용한다.

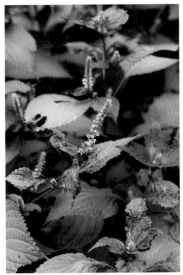

소엽 재배밭

· 자소엽, 형개, 박하를 물에 달여 복용한다. (오한과 발열 증상이 심하지 않으면서 땀이 적은 증상에 쓴다)
· 소엽, 황련(깽깽이풀) 뿌리를 물에 달여 복용한다. (잦은 메스꺼움, 구역질, 설사가 멎지 않을 때 쓴다)

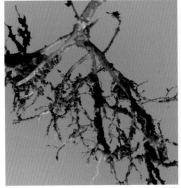

뿌리

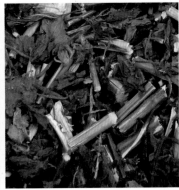

약재

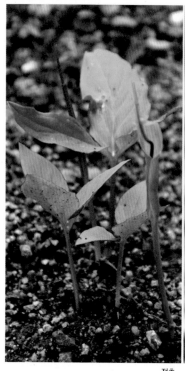

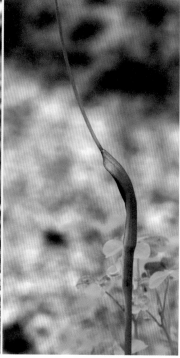

전초   불염포

중풍·구토를 멎게 하는 풀

반하

🐾 알뿌리에 독성이 강하므로 주의를 요한다.
혈증(血證), 입이 마른 환자나 임신부는 복용하지 않는다.

여러해살이풀   *Pinellia ternata*

● 꽃 : 5~7월 흰색 ● 열매 : 8~10월 ● 이명 : 끼무릇, 법반하, 과무웃, 소천남성
● 생약명 : 반하(半夏, 땅속 덩이줄기를 말린 것)

산과 들에서 자라는 여러해살이풀. 30cm 높이로 자란다. 잎은 난형 또는 긴
타원형으로 윗부분이 앞으로 꼬부라지고 끝은 뾰족하다. 육질에 꽃자루가
없는 많은 수의 작은 꽃이 밀집한 살이삭 모양의 꽃차례로 녹색 불염포 안의
암꽃은 밑부분에 달린다. **알뿌리에 독성이 있어 아린맛이 난다.** 하지가 지난
한 여름(夏)의 중간쯤(半)에 꽃이 많이 핀다 하여 붙은 이름이다.

효능 중풍(中風)으로 인한 반신불수, 구안와사 (안면의 경련, 마비)를 다스리고, 현기증, 거담, 두통, 진정, 해독작용에 쓰인다. 그외 위장염, 진해(가래), 천식 등에 효능이 있으며, 구토, 어지러움, 설사, 임신중의 구토에 사용한다.

성미 맛은 맵고 쓰며 성질은 따뜻하며 강한 독성이 있다.

귀경 간경, 비경, 폐경에 작용한다.

이용부위 덩이뿌리(괴근)를 약용한다. 7~9월 에 채취하여 껍질을 벗긴 후 햇볕에 말려 이 용한다.

용법용량 덩이뿌리 5~10g을 물에 달이거나 환 제 또는 가루약(산제)으로 복용한다. 유독성 식물에 속하므로 함부로 쓰지 않고 반드시 전문가의 처방에 따라야 한다.

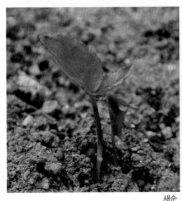

새순

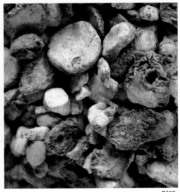

약재

83

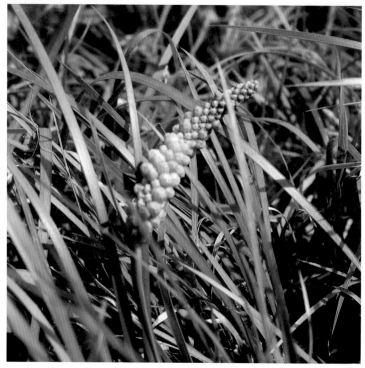

꽃

소화불량·머리를 맑게하는 풀

석창포

🍃 음기와 혈기가 부족한 환자는 복용하지 않는다. 석창포는 방향성
약재이므로 다른 약재와 함께 달일 때는 마지막에 넣는다.

여러해살이풀   *Acorus gramineus*

● 꽃 : 4~6월 연한 황록색 ● 열매 : 8~10월 ● 이명 : 왕창포, 석향포, 창본, 석오공
● 생약명 : 석창포(石菖蒲, 뿌리줄기를 말린 것)

산지의 물가나 냇가에서 자라는 상록성 여러해살이풀. 줄기 없이 뿌리줄기
끝에서 칼 모양의 잎이 뭉쳐 난다. 가장자리는 밋밋하며 잎끝이 날카롭고 윤
이 나며 질기다. 잎처럼 생긴 꽃줄기에 황록색의 자잘한 꽃들이 이삭 모양 꽃
차례로 달린다. 근경은 마디 사이가 길며 흰색이지만 지상으로 나온 것은 마
디 사이가 짧고 녹색이며, 전초에서 독특한 좋은 향이 난다.

효능 거습작용(습을 제거) 뿌리줄기는, 소화불량 건위작용, 이기(理氣, 기를 이롭게)하며, 치매예방, 기억력 증진, 피로회복, 이명증상, 타박상을 치료하는 효능이 있다. 그 외 석창포는 아이들을 위한 총명탕의 재료가 되기도 한다.

성미 맛은 맵고 쓰며 성질은 따뜻하며 독성은 없다.

귀경 비경, 위경에 작용한다.

이용부위 뿌리줄기를 약용한다. 봄이나 가을철에 뿌리를 채취하여 그늘에 말려 이용한다.

용법용량 하루 10~20g을 물에 달여 복용한다.

TIP

약차
건조한 뿌리 5g을 잘게 썰어 물 1리터에 넣고 팔팔 끓이다가 약한 불로 1/2정도 쫄 때까지 달여 우려낸 뒤 건더기는 걸러내고 냉장 보관하여 따뜻하게 음용한다.

석창포 선별시 주의할 점
뿌리의 마디가 단단하며 짧은 것일수록 좋으며, 한치에 아홉 개의 마디가 있는 것이 상품이다.

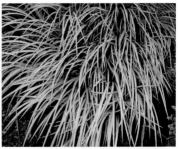

잎

민간요법
향료나 향수의 원료로도 쓰이며, 정신이 나가 혼미한 경우 정신이 돌아오게 하며, 개별(단독)로 쓰기도 하고, 다른 약재와 복합적으로 쓰기도 한다.

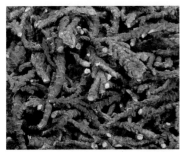

뿌리 약재

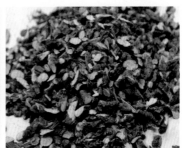

잘게 자른 약재

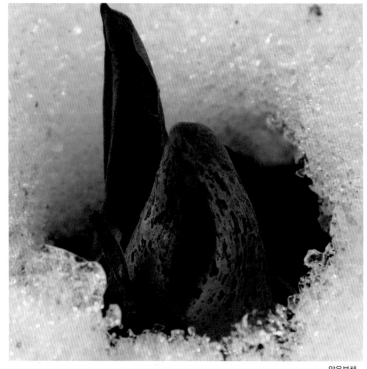

앉은부채

혈압을 낮추고 각종 통증에 유용한 풀

앉은부채

🌱 뿌리에는 독성이 있으므로 복용에 주의를 요한다.
구토나 두통, 어지럼증, 피부가려움증 등을 유발할 수 있다.

여러해살이풀   *Symplocarpus renifolius*

● 꽃 : 2~4월 담자색 ● 열매 : 6월 ● 이명 : 금연, 수파초, 지룡, 삿부채
● 생약명 : 취숭(臭菘, 전초를 말린 것)

산지의 습기가 많은 그늘에서 자라는 여러해살이풀. 꽃이 잎보다 먼저 올라
오며, 꽃은 담자색 무늬의 불염포(꽃덮개) 속에 울퉁불퉁한 공처럼 살이삭 모
양의 꽃차례로 달린다. 잎은 넓은 심장형으로 가장자리는 밋밋하며, 꽃이 질
무렵 부채처럼 상당히 큰 잎으로 자란다. 독을 우려내어 묵나물로 식용하기
도 하지만 유독성 식물이므로 세심한 주의가 필요하다.

효능 위장병, 심장병, 파상풍, 혈압강하, 구토, 진정제, 진통, 신경통, 해열, 이뇨제로 쓴다.

성미 맛은 쓰고 성질은 차며 독성이 있다.

이용부위 뿌리를 약용한다. 가을에 뿌리 또는 뿌리줄기를 채취해서 햇볕에 말려 이용한다.

용법용량 하루 기준 10g을 물에 달여 복용한다.

민간요법

벌에 쏘이거나 관절염, 외상 등에 잎을 짓찧어 환부에 바른다. 기관지천식이나, 혈압강하, 이뇨 등에 전초 10g을 물 500g에 반으로 쫄 때까지 달여 하루 2회 나누어 복용한다.

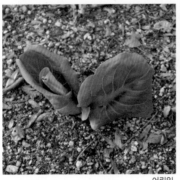
어린잎

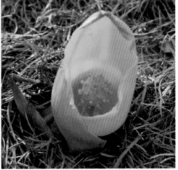
노랑앉은부채

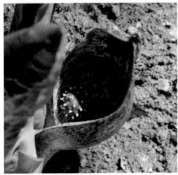
불염포

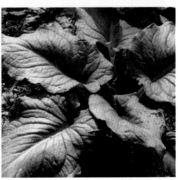
앉은부채 여름잎

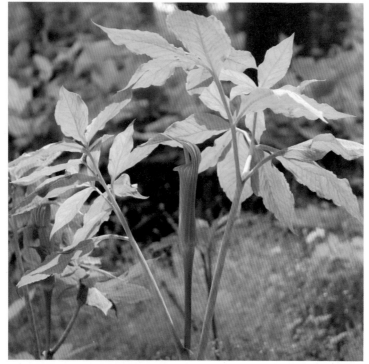

천남성

담을 풀고 어혈을 없애는 풀

천남성

🐾 당뇨환자나 임산부는 절대로 복용하지 않는다.
강한 독성이 있다.

여러해살이풀   *Arisaema amurense*

● 꽃 : 5~6월 연두색 ● 열매 : 10월 ● 이명 : 가새천남성

● 생약명 : 천남성(天南星, 알뿌리를 말린 것)

숲 속의 나무 아래 습기가 많은 곳에서 자라는 여러해살이풀. 좁은 타원형의 잎은 가장자리가 밋밋하고, 톱니가 있다. 줄기에 간간이 자주색 반점이 있고, 줄기 끝에서 녹색의 불염포(꽃덮개) 속에 둥근 막대 모양의 녹색의 꽃이삭이 가려져 달린다. 열매는 장과로 익으며 옥수수 모양으로 붉은색이다. 유독성 식물로 알려져 있어 주의가 필요하며 주로 알뿌리를 약용한다.

효능 습을 조화롭게 하여 담을 풀어주고, 뭉친 것을 풀어 통증을 제거한다. 중풍, 이뇨, 반신불수, 안면마비, 수족마비 등에, 알뿌리는 소종, 신경마비, 자궁경부암, 종기 등에 사용한다.

성미 맛은 쓰고 매우며 성질은 따뜻하고 강한 독성이 있다.

귀경 폐경, 간경, 비경에 작용한다.

이용부위 알뿌리를 약용한다. 알뿌리를 가을에 채취하여 껍질을 벗겨, 햇볕에 말려서 이용한다.

제법

덩이뿌리는 백반수에 한달가량 담가둔 뒤 생강즙에 끓여 독성을 제거한다.

용법용량 1회에 1~1.5g씩 물로 달이거나 가루, 환으로 복용한다.

민간요법

독사와 벌레에 물린 상처에 잎을 짓찧어 환부에 붙인다. 하루 3~6g(법제한 것)을 외용약으로 쓸 때에는 생것을 짓찧어 붙이거나 가루내서 기름에 개어 붙인다.

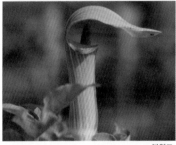

불염포

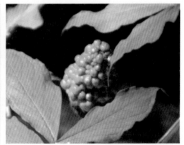

덜익은 열매

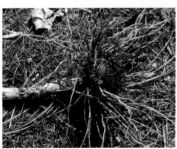

뿌리

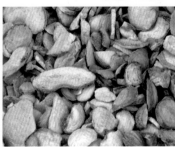

약재

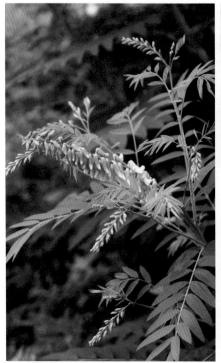

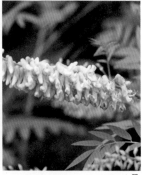

꽃

전초   어린싹

여성질환과 신경성 피부염을 다스리는 풀

고삼

🌿 쓴맛이 강해 위가 약한 사람은 조심해야 한다.
과다 복용시 속쓰림 증상이 있다.

여러해살이풀   *Sophora flavescens*

● 꽃 : 6~8월 황백색 ● 열매 : 9~10월 ● 이명 : 지삼, 산괴자, 야괴수, 백고
● 생약명 : 고삼(苦蔘, 뿌리를 포함한 전초를 말린 것)

강가, 산비탈 양지바른 곳에서 자라는 여러해살이풀. 줄기는 1m 내외로 곧게
자란다. 잎은 어긋나며 가장자리는 밋밋하고 전체에 짧은 털이 있다. 총상꽃
차례로 가지 끝에 나비 모양으로 자잘하게 달린다. 열매는 협과이고 염주 모
양으로 길다. 뿌리와 열매는 물론 전체에서 쓴맛이 난다. 뿌리 모양이 지팡이
처럼 생겼다 해서 '도둑놈의지팡이'라고도 부른다.

효능 소화불량, 신경통, 심장병, 식중독, 습진 등과 꽃은 해열, 신경성 피부염에, 뿌리줄기는 이뇨, 건위, 진통, 학질, 구충 등의 약으로 쓴다.

성미 맛이 쓰며 성질은 서늘하다.

귀경 간경, 신경에 작용한다.

이용부위 뿌리를 약용한다. 여름부터 가을 사이에 전초를 채취해 햇볕에 말려 이용한다.

용법용량 하루 5~15g을 물에 달여 복용한다.

TIP

약차
대추와 감초를 가미하여 고삼뿌리 10g과 물 1리터를 2/3가 될 때까지 졸여 꿀이나 설탕을 타서 하루 2~3잔 음용하면 신경성 피부염에 효과가 있다.

민간요법

소화불량, 자양강장, 여성질환, 신경성 피부염 등에 고삼뿌리(말린 것) 5g을 물 400ml에 1/2이 되도록 달여, 1일분으로 하여 3회 나누어 복용한다.

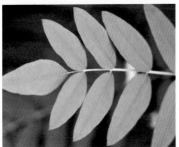

잎

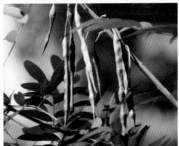

열매

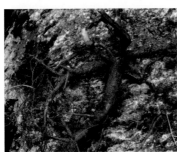

뿌리

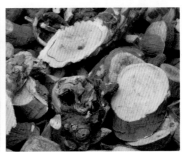

약재

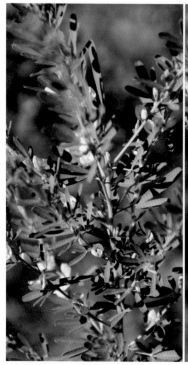

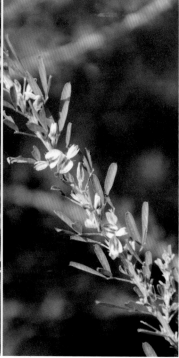

전초 꽃

당뇨예방과 부작용 없는 천연 원기회복제

비수리

🐑 많은 양을 복용하지 않는다.

여러해살이풀   *Lespedeza cuneata*

● 꽃 : 8~9월 홍백색 ● 열매 : 9월 ● 이명 : 삼엽초, 천리광, 음양초, 대력왕
● 생약명 : 야관문(夜關門, 뿌리를 포함한 전초를 말린 것)

산이나 들판, 바닷가 모래땅에서 자라는 여러해살이풀. 줄기의 아래쪽은 목
본성이 있어 딱딱하다. 잎은 어긋나고 3출엽(삼지창 형태로 세 장씩 모여 달
린다)이다. 꽃잎에 붉은색 반점이 있으며 잎겨드랑이에서 홍백색으로 핀다.
열매는 3mm 정도 타원 모양으로의 꼬투리로 열리고 1개의 씨앗이 들어 있다.
얼핏 보아 관목처럼 보이나 초본성 여러해살이풀이다.

효능 간과 신장을 보양하고 어혈을 제거하며 붓기를 가라앉힌다. 유정(遺精, 무의식 중에 정액이 나오는 증세), 유뇨(무의식 중에 소변이 나오는 증세), 백탁(탁한 소변), 백대, 천식, 위통, 허로노상(무기력감), 소아감적(영양흡수장애), 설사, 타박상, 시력감퇴, 기침, 당뇨예방, 급성 유선염을 치료한다.

성미 맛은 쓰고 약간 매우며 성질은 평하고 독성은 없다.

귀경 간경, 폐경, 신경에 작용한다

이용부위 전초(신선한 잎과 줄기)를 약용한다. 늦여름(9월)에 전초를 채취 후, 잘게 썰어 그늘에 말려 이용한다.

용법용량 전초 20g을 물로 달여 복용하거나 술로 우려내어 복용한다.

> **TIP**
>
> **약술**
> 8월에 채취한 잎과 줄기를 일주일간 그늘에 말려 잘게 싼 뒤. 비수리 150g에 담금주 1.8리터를 넣고 밀봉하여 서늘한 곳에 3~4개월 숙성시킨다. 이를 다시 걸러내고 6~12개월간 숙성시킨 뒤, 물에 타서 음용한다.

> **민간요법**
>
> · 야관문(비수리) 40g과 꿀 약간을 물 1리터에 약한 불로 1시간 가량 달여서 하루 2~3번 식후에 복용한다.
> · 말린 야관문 80g에 물 1리터를 붓고 약한 불로 천천히 달여서 0.1리터쯤 되게 한 후, 아침, 저녁으로 식후에 복용한다.

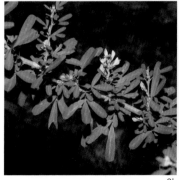

잎

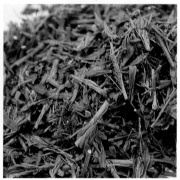

약재

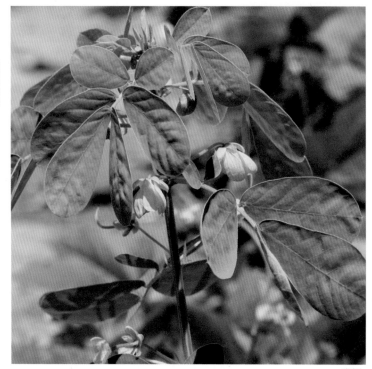

결명자

눈을 맑게 하고 변비를 치료하는 풀

결명자

🌱 몸이 차거나 혈압이 낮은 사람은 복용하지 않는다.
장복하면 설사를 유발할 수 있다.

여러해살이풀   *Senna tora*

● 꽃 : 6~8월 노란색 ● 열매 : 9~10월 ● 이명 : 결명초, 긴강남차, 초결명
● 생약명 : 결명자(決明子, 열매를 말린 것)

밭둑이나 농가에서 주로 재배하여 키우는 한해살이풀. 줄기는 높이 1.5m 정도로 자란다. 잎은 어긋나며 원기둥 모양이고 한 쪽 끝은 뾰족하고 다른 한 쪽 끝은 매끈하여 3장씩 달린다. 꽃은 잎겨드랑이에서 노랗게 피고 열매는 꼬투리가 열리는데 잎이 진 뒤에 꼬투리 속에 윤기가 나는 종자가 한 줄로 들어 있는데, 이것을 결명자라 하여 약용한다.

효능 간을 깨끗하게 하고 눈을 밝게 한다. 해독, 변비를 치료하는 효능이 있으며, 피부미용, 혈압 강하, 이뇨, 통변, 자궁수축작용과 피부진균 억제, 콜레스테롤을 낮추는 등의 기능이 있다.

성미 맛은 달고 쓰고 짜며 성질은 약간 차고 특이한 냄새가 있다.

이용부위 씨를 약용한다. 가을에 씨가 익으면 줄기째로 베어 말린 후, 씨를 털어 모은다.

용법용량 결명자 씨 10~15g을 약한 불로 볶아서, 물 1리터가량을 넣고 달여 수시로 음용한다.

TIP

약차
결명자를 물에 달인 차를 결명자차 또는 하부차라고 한다. 변비증세가 심한 사람은 결명자차를 매일 마시면 좋다. 결명자(볶은 것) 20g을, 물 0.5리터에 달여 음용한다.

제법

꼭 볶아서 사용한다.

민간요법

변비가 심한 사람은 결명자 20~30g을 물 1리터에 달여 0.5리터 가량 졸여진 것을 하루 2~3회씩 음용한다(꿀을 타서 마시면 더욱 좋다). 보리차 대용으로 할 경우에는 볶은 결명자의 양을 조금 적게 넣고 40분 정도 달여 수시로 음용한다.

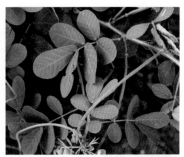
잎과 열매

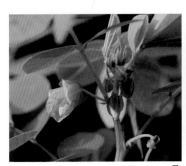
꽃

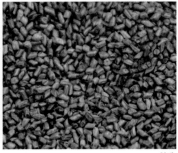
약재

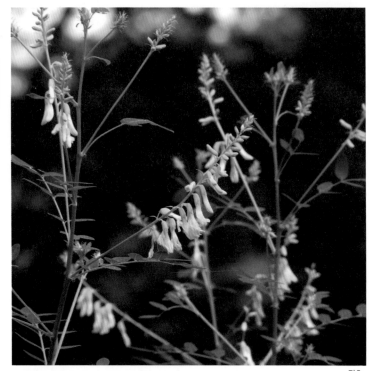

전초

면역력을 높이고 정기를 보충하는 풀

황기

🌿 체질에 맞게 섭취하되 음이 허하고 양이 왕성한 사람은 삼가한다. 태음인에게는 역효과가 난다.

여러해살이풀   *Astragalus membranaceus*

● 꽃 : 8~9월 연한 황백색 ● 열매 : 10월 ● 이명 : 단너삼, 황초, 황계
● 생약명 : 황기(黃芪, 뿌리를 말린 것)

강원도나 을릉도 깊은 산에서 드물게 자라는 멸종위기 2급 식물의 여러해살
이풀. 뿌리는 굵고 깊으며, 부드러운 잔털이 있는 줄기는 1~1.2m 높이로 자란
다. 잎은 어긋나고 홀수깃꼴겹잎으로 난상 타원형이다. 꽃은 잎겨드랑이에
달리는 꽃대 끝에 나비모양의 황백색 꽃이 총상꽃차례로 핀다. 열매는 타원
형의 협과이며 씨는 흑갈색이다.

효능 기(氣)를 보하는 약재로, 허약체질이나 강
장강정, 지한, 소종 만성피로, 혈액순환부진,
어지럼증, 위하수(위가 처진 증상), 신체허약, 식
은땀, 발기부전, 정력감퇴 등을 치료한다.

TIP

약차
황기와 대추, 배, 생강을 물에 넣
고 끓으면 약한 불에 1/2쯤 졸 때
가지 달인 후 건더기를 걸러내어
꿀에 타서 음용한다.

성미 맛은 달며 성질은 약간 따뜻하며 독성은
없다.

귀경 비경과 폐경에 작용한다.

이용부위 뿌리를 약용한다. 가을에 뿌리를 채취하여 노두(꼭지 부분에 붙어 있는
뿌리줄기)와 잔뿌리를 제거하고 햇빛에 말려 이용한다.

이용방법 황기는 껍질을 벗기지 않고 그대로 쓰는 것이 약효가 더 좋다.

용법용량 6~15g을 물에 달여 복용한다.

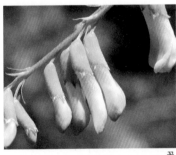
꽃

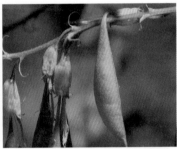
열매

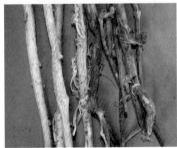
뿌리 말린 것

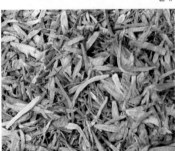
약재

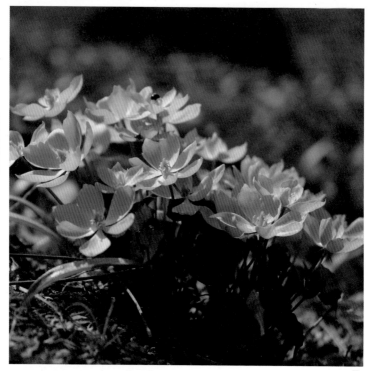

꽃

심신을 안정시키고 소염작용에 이로운 풀

깽깽이풀

🎶 허혈로 인하여 가슴이 답답하거나
비허설사(비장이 허하여 설사하는 것)
환자는 복용하지 않는다.

여러해살이풀   *Jeffersonia dubia*

● 꽃 : 4~5월 연보라색 ● 열매 : 8월 ● 이명 : 깽깽이풀, 옥련, 천련, 지련
● 생약명 : 황련(黃蓮, 뿌리줄기를 말린 것)

깊은 산지 양지바른 풀밭에서 자라는 여러해살이풀. 뿌리잎은 둥근 방패
모양이며, 가장자리가 물결 모양의 톱니가 있다. 새봄에 일찍 돋는 잎의 색
깔은 적자색을 띤다. 연보라색의 꽃이 먼저 핀 뒤에 잎이 나오며, 꽃은 일찍
진다. 열매는 타원형의 골돌이며, 익으면 위쪽이 벌어진다. 마치 연꽃 잎을
축소하여 놓은 모양 같아 **'황련'**이라고도 한다.

효능 해열해독, 거습, 위의 열증으로 인한 구토증상, 고혈압, 번열(열이나고 가슴이 답답한 증상), 염증성 질환에 따른 소염작용, 가슴 두근거림과 정신불안, 복통, 설사, 이질 등에 뿌리줄기를 사용하고 있다.

성미 맛은 쓰고 성질은 차며 독성은 없다.

귀경 심경, 간경, 위경, 대경에 작용한다.

이용부위 뿌리를 약용한다. 가을철에 뿌리줄기를 채취하여 지상부와 수염뿌리를 제거 후 햇볕에 말려 이용한다.

용법용량 하루 2~6g을 물에 달여 복용한다.

TIP

약차
황련 30g, 물 2리터를 진하게 우려내어 하루 2~3잔 음용하거나 연하게 달여 식수대용으로 음용할 수 있다.

제법

생강즙에 묻혔다가 볶아서 쓰는데, 이를 강황련(薑黃連)이라고 한다.

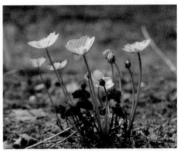

전초

민간요법

치주염, 구강염, 충치 등에 황련을 입안에 넣어 껌처럼 씹거나 물고 있으면 소염작용을 통해 구강염증 치료에 도움을 줄 수 있다.

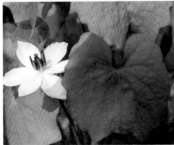

잎

약재

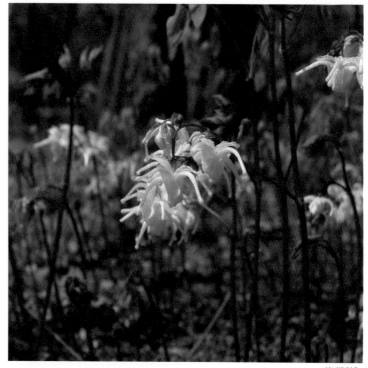

삼지구엽초

정기를 보강, 근골을 든든하게 하는 풀

삼지구엽초

🌱 이뇨를 억제하는 작용이 있으므로 붓기가 있는 사람, 변비가 심한 사람은 복용하지 않는다.

여러해살이풀   *Epimedium koreanum*

● 꽃 : 4~5월 황백색 ● 열매 : 6월 ● 이명 : 선령비, 천량금, 방장초, 방송초
● 생약명 : 음양곽(淫羊藿, 잎과 줄기를 말린 것)

중부 내륙 깊은 산 중턱의 습한 나무그늘에서 자라는 여러해살이풀. 줄기는 높이 30cm 높이로 자란다. 잎은 3출엽이며, 가장자리에 가시 모양의 톱니가 있다. 연한 황백색의 꽃은 겹총상꽃차례로 여러 개로 피고, 열매는 방추형의 삭과로 익는다. 줄기는 3갈래로 갈라지며, 각 가지 끝에 잎이 3장씩 달려 아홉 장이 되므로 삼지구엽초라고 부른다.

효능 정기를 보강하며, 기운을 돕고 근골을 든든하게 한다. 음양곽의 항균작용은 몸의 면역력을 강화시켜 외부의 바이러스를 차단하며 또한 중풍질환으로 인한 사지마비와 위장 기능을 활성화하고, 강장강정, 건망증, 권태무력, 성기능 회복, 남성의 조루증 개선, 여성의 갱년기장애 등에 효능이 있다.

성미 맛은 맵고 달며 성질은 따뜻하고 독성은 없다.

귀경 신경, 간경에 작용한다.

이용부위 전초를 약용한다. 여름과 가을에 전초를 채취하여 햇볕에 말려 이용한다.

용법용량 하루 5~10g을 물에 달여 복용한다. 음약곽차로 이용할 때는 대추나 감초를 함께 넣으면 쓴맛을 제거할 수 있다.

TIP

산나물
봄에 부드러운 잎을 생으로 먹거나 나물, 튀김, 쌈 등으로 먹는다.

효소
봄에서 여름 사이 전초에 황설탕 1:1의 비율로 넣고 밀봉하여 3개월~6개월 이상 숙성시킨 후 발효액 1에 생수 5를 희석해서 음용한다.

약주
건조한 음양곽 100g에 담금주 1.8리터를 넣고 밀봉하여 서늘한 곳에 보관 후, 3개월 정도 숙성시켜 하루에 소주잔으로 1잔씩 음용한다. 술에 설탕을 가미하면 술맛이 더 달달하며, 취향에 따라 대추나 감초를 함께 넣어 숙성시켜도 좋다.

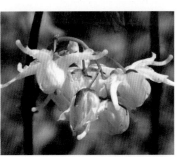

꽃

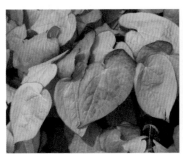

잎

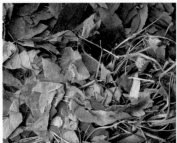

약재

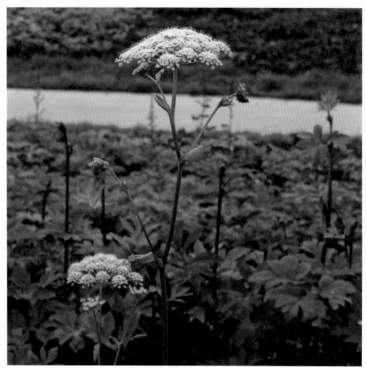

전초

풍습을 없애고 통증을 멎게 하는 풀

강활

🌾 혈과 진액이 부족한 환자는 복용하지 않는다.
과량 복용시 구토를 유발할 수 있다.

여러해살이풀　　　　　　　　　　　　*Ostericum Koreanum*

● 꽃 : 8~9월 흰색 ● 열매 : 10월 ● 이명 : 강청, 호강사자, 강호리
● 생약명 : 강활(羌活, 뿌리를 말린 것)

깊은 산의 계곡에서 자라는 여러해살이풀. 줄기는 2m 높이로 자라고 잎은 어긋나며 2회 3출 깃꼴겹잎이다. 잎 조각은 달걀 모양에 잎 가장자리는 결각상의 톱니가 있다. 꽃은 흰색으로 자잘하게 모여 핀다. 열매는 타원형으로 날개가 있다. 한약방에서 나는 냄새가 곧 강활의 냄새라는 말처럼 잎을 비벼 보면 진한 향이 난다. **당귀, 구릿대,** 독초인 **지리강활**(개당귀) 등과 유사하다.

효능 풍습을 없애고 통증을 멈추게 한다. 뿌리는 감기, 두통, 신경통, 관절염, 열이 났다가 추웠다하는 증상(한열의 교차), 해열, 근육경련, 마비증상, 땀을 나게 하고 어깨, 목 등이 아플 때 쓴다.

성미 맛이 맵고 쓰며 성질은 따뜻하고 독성은 없다.

이용부위 뿌리를 약용하고, 어린순은 나물로 식용한다. 가을에 뿌리를 채취하여 줄기와 잎 및 잔뿌리를 제거하고 말려서 이용한다.

용법용량 하루 5~10g을 물에 달여 복용한다. 강활(말린 것)을 차로 마실 때에는 끓고 나서 약한 불로 물의 양이 반으로 졸 때까지 달여 건더기를 걸러낸 후, 설탕 등을 가미하여 마시면 좋다.

TIP

산나물
봄에 어린순을 끓는 물에 살짝 데친 후, 찬물로 쓴맛을 우려내어 없애고 나물로 무쳐 먹으면 신경통에 좋은 효과를 볼 수 있다.

제법

줄기와 잔뿌리를 제거하고 불에 구워 말리거나 햇볕에 말린다.

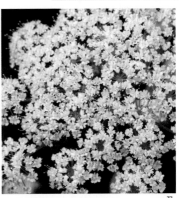

꽃

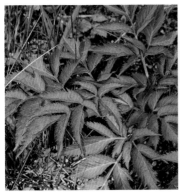

새순

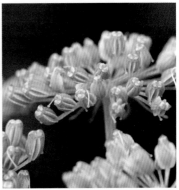

열매

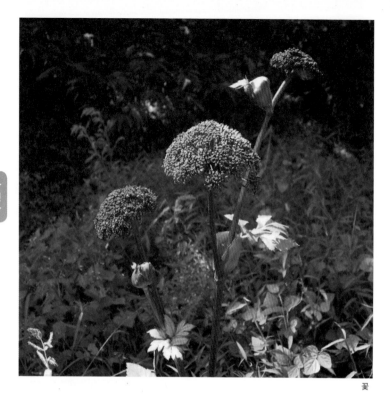

꽃

혈을 활성화하며, 통증을 다스리는 풀

참당귀

☙ 장복은 권장하지 않으며,
설사 환자는 복용하지 않는다.

여러해살이풀   *Angelica gigas*

● 꽃 : 8~9월 붉은색 ● 열매 : 10월 ● 이명 : 토당귀, 조선당귀, 숙근초
● 생약명 : 당귀(當歸, 뿌리를 말린 것)

깊은 산 습한 곳에서 자라는 여러해살이풀. '당귀'라고 부르는 뿌리를 약용하
며 주로 심어 기른다. 참당귀는 줄기 하단부가 희고 꽃은 짙은 붉은색이며,
개당귀의 꽃은 흰색이다. 특이한 냄새가 있으며, 줄기나 잎을 자르면 흰 유액
이 나온다. 어긋난 잎은 깃꼴겹잎으로 3개로 갈라진다. 열매는 타원형이고 넓
은 날개가 있으며 늑(肋)사이에 유관이 1개씩 있다.

효능 혈을 보하며, 마비 증상, 통증 완화, 부종, 두통, 우울증, 생리통, 항염증과 진정작용, 강압작용, 억균작용, 항산화작용, 간기능 보호, 월경부조, 산후복통, 보혈작용이 뛰어나다.

성미 맛은 달고 맵고, 성질은 따뜻하고 독성은 없다.

귀경 신경, 비경, 위경에 작용한다.

이용부위 뿌리를 약용한다. 가을에 뿌리를 채취하여 햇볕에 말려 이용한다.

용법용량 6~15g을 물로 달여 차로 복용한다.

유사종 개당귀(지리강활)는 유독성 식물이므로 주의해야 한다. 참당귀 잎은 오리발의 물갈퀴처럼 붙어 있고 뿌리와 연결된 줄기 하단부의 색상은 희고, 꽃은 붉은색이다. 반면 개당귀는 잎이 각각 독립되어 있을 뿐 아니라, 뿌리와 연결되는 줄기 하단부의 색상이 붉고, 흰색의 꽃이 핀다.

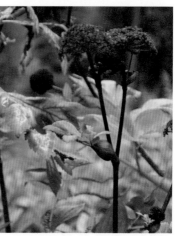
전초

> **TIP**
>
> **약차**
> 건조한 당귀 10g을 물 0.5리터에 넣고 끓인 후, 1/2이 될 때까지 약한 불로 달여 하루 2잔씩 음용한다. 쓴맛이 느껴지면 꿀을 타서 먹기도 하고, 설사가 나거나 소화가 안될 시에는 생강 3쪽 정도를 넣어 달여 마시면 독소가 제거되어 음용이 편안하다.

> **제법**
>
> 생강꿀물에 담갔다가 불에 쬐여 말려 쓴다.

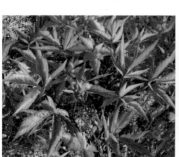
잎

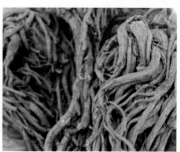
약재

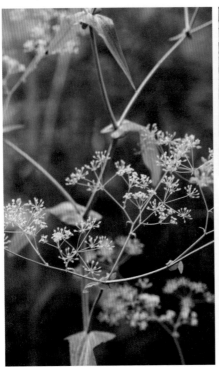

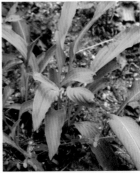

개시호 어린잎

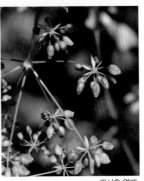

개시호 전초

개시호 열매

열을 내리게 하고 해독작용을 하는 풀

개시호

🐾 원기가 허약하고 땀이 많은 사람은 복용하지 않는다.

여러해살이풀

Bupleurum longiradiatum

● 꽃 : 7~8월 노란색 ● 열매 : 9~10월 ● 이명 : 북시호, 묏미나리

● 생약명 : 시호(柴胡, 뿌리를 말린 것)

산지의 나무 아래 풀밭에서 자라는 여러해살이풀. 가느다란 줄기는 높이 40~150cm로 자라고 위쪽에서 갈라지는 줄기잎은 어긋나며 긴 타원형이다. 꽃은 줄기 끝에 겹산형꽃차례로 노란색의 꽃이 달린다. 열매는 타원형 분과이고 가을에 익는다. 어린순은 식용하고 주로 뿌리를 약재로 쓴다. 유사종으로는 시호, 섬시호 등이 있다.

효능 전초는 가래를 삭이며, 한열교차(춥다가 덥다가 하는 증상), 감기, 두통, 진정, 진통, 위염, 강장, 해열, 해독기능, 소염작용, 소화기, 순환기질환에 이용하며, 인플루엔자 바이러스에 대한 억제작용도 있다.

성미 맛은 쓰고 성질은 차며 독성은 없다.

귀경 간경에 작용한다.

이용부위 뿌리줄기를 말려서 약용하고, 어린 잎은 나물로 식용한다. 이른 봄이나 늦가을에 뿌리줄기를 채취해 잔뿌리를 제거한 후 햇볕에 말려 이용한다. 여름철에 수확한 뿌리는 그다지 두툼하지 않다.

용법용량 하루 4~12g을 물에 달여 복용한다.

유사종 시호는 개시호에 비하여 잎이 좁고 밑 부분이 줄기를 감싸지 않으며, 야생에서 쉽게 보기가 어렵다. 울릉도에서 자라는 **섬시호**는 시호에 비하여 뿌리잎이 넓은 난형에 가깝다. **등대시호**는 멸종위기종으로 꽃차례의 모양만 봐도 등잔걸이 모양처럼 다소 특이하게 생겼으며, 개시호에 비하여 키가 작다. **참시호**는 시호에 비하여 잎이 선형으로 가늘고 길며 꽃차례도 작은 편이다.

TIP

산나물
봄에 어린잎과 줄기를 살짝 데쳐 나물로 무쳐 먹는다.

약술
봄, 가을에 채취한 뿌리 100g을 씻어 말린 후, 담금주 1.8리터와 섞어 밀봉하여 6개월가량 숙성시켜 하루 1잔씩 음용한다.

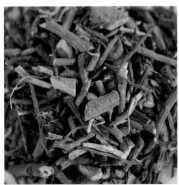
약재

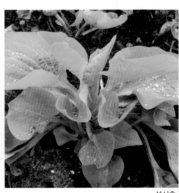
섬시호

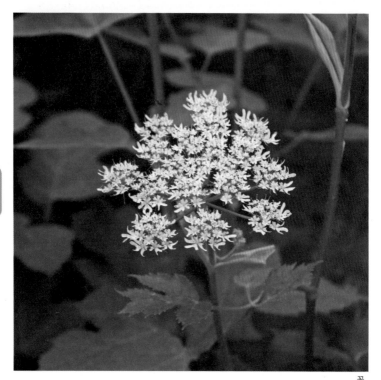

꽃

중풍을 치료하며, 혈압을 내리는 풀

어수리

💧 **특별한 부작용은 없으나**
따뜻한 성질이므로 한여름에는 잘 쓰지 않는다.

여러해살이풀   *Heracleum moellendorffii*

- 꽃 : 7~8월 흰색 ● 열매 : 9~10월 ● 이명 : 개독활, 단모독활, 어느리
- 생약명 : 만주독활(滿洲獨活, 뿌리를 말린 것), 토당귀

산지에서 자라는 여러해살이풀. 줄기는 70~150cm 높이로 곧게 자라며 속은
비어 있다. 잎은 어긋나고 3출엽 또는 깃꼴겹잎으로 깊게 갈라지며 결각상으
로 털이 많고 가장자리에 톱니가 있다. 꽃은 줄기와 가지 끝에 겹산형 꽃차
례를 이루며 자잘한 흰색 꽃들이 모여 핀다. 열매는 납작한 난형이며, 위쪽에
무늬가 있다. 잎을 비벼보면 한약재 냄새가 난다.

효능 협심증, 당뇨, 노화방지, 피를 맑게 하며, 순환기계통의 기력 보호, 위장병, 해열, 통경, 발한해열, 진통, 두통, 항염증, 혈압을 내리고 심혈관 계통 등에 이용한다. 한방에서 뿌리를 만주독활(滿洲獨活)이라 하여 중풍, 신경통, 요통, 두통, 해혈, 진정, 진통 등에 쓴다.

성미 맛은 달며 맵고 성질은 따뜻하며 독성이 없다.

귀경 심경에 작용한다.

이용부위 전초(뿌리)를 약용하고, 봄에 어린잎을 나물로 식용한다. 어수리나물은 예로부터 임금님 수라상에 오른 귀한 나물로 알려져 있다. 가을에 전초를 채취하여 말려서 이용할 수 있다.

용법용량 어수리 뿌리 4~5g을 물에 달여 복용한다.

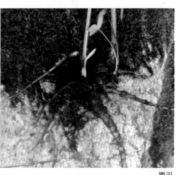
뿌리

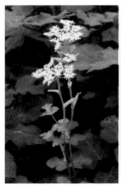
전초

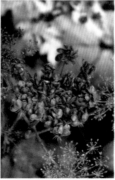
열매

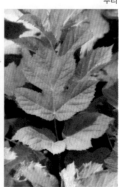
잎

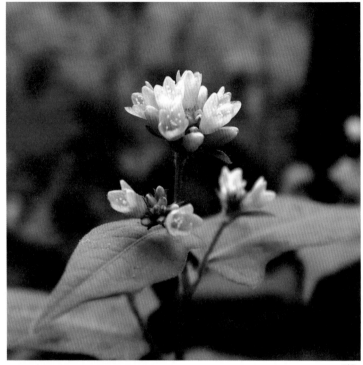

전초

눈을 밝게 하고, 지혈에 효과가 있는 풀

고마리

🌿 특별히 알려진 부작용은 없다.

한해살이풀   *persicaria thunbergii*

- 꽃 : 8~9월 연분홍색 ● 열매 : 10~11월 ● 이명 : 극엽료, 고만이, 고만잇대
- 생약명 : 수마료(水麻蓼, 전초를 말린 것)

물가에서 덩굴성으로 자라는 한해살이풀. 줄기에 억센 털이 있어 다른 물체에 잘 달라붙는다. 화살촉 모양의 잎은 어긋나고 가시 같은 털이 있으며, 가장자리에 짧은 털이 난다. 꽃잎 없이 꽃받침이 5개로 갈라지며, 꽃은 가시 끝과 잎겨드랑이에 흰색 또는 연분홍색으로 모여 핀다. 열매는 수과로 세모난 달걀 모양이고 황갈색이다. '고만이'라고도 부른다.

효능 소화불량, 타박상, 눈을 밝게 하고 식욕부진을 돕는다. 줄기와 잎을 지혈제, 이뇨, 홍역, 요통, 허하여 생기는 증상에, 씨앗은 시력 증진, 이질, 위염, 팔다리 아픈데, 방광염, 간염 등에 쓰인다.

성미 맛은 쓰고 성질은 평하며 독성은 없다.

이용부위 뿌리를 약용하고, 연한 잎과 줄기는 식용한다. 가을에 뿌리를 채취해서 씻은 후에 햇볕에 말려 이용한다.

용법용량 하루 5~10g을 물로 달여서 복용한다.

민간요법

하루 5~10g을 물로 달여서 복용한다. 전초를 대추나 감초와 함께 푹 고아서 잼처럼 만들어 서늘한 곳에 보관하여 하루에 한 수저씩 먹거나 물에 타서 음용하기도 한다. 위장이 아픈데, 소화불량, 허리와 넓적다리가 아픈데, 타박상에는 생잎을 짓찧어 붙인다.

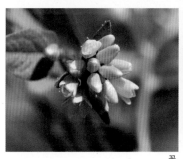

꽃

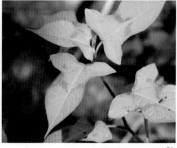

잎

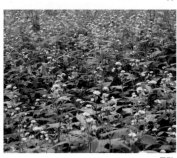

군락

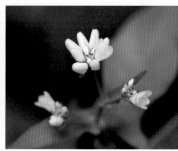

흰고마리

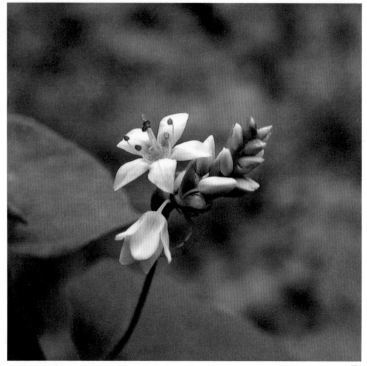

꽃

심신안정·몸 속 노폐물을 제거하는 풀

메밀

☜ 약간의 독성이 있고 찬 성질이 있으므로 복용에 참고하자. 비위가 허약하고 배가 차며 설사가 잦은 사람은 복용하지 않는다.

한해살이풀   *Fagopyrum esculentum*

● 꽃 : 7~10월 흰색, 분홍색 ● 열매 : 10~11월 ● 이명 : 삼각맥, 옥맥, 화교
● 생약명 : 교맥(蕎麥, 열매를 말린 것)

중앙아시아 원산으로 주로 밭에 심어 기르는 한해살이풀. 줄기는 40~70cm 높이로 자란다. 잎은 어긋나며 끝이 약간 뾰족한 삼각 모양이다. 가장자리는 밋밋하다. 가지 끝에 달리는 흰색 또는 분홍빛의 꽃은 총상꽃차례로 피며, 꽃 향기가 좋다. 열매는 난형의 수과로 검은색으로 익는다. 열매(종자)는 묵이나 냉면 등의 원료로 사용하고 약재로도 쓰인다.

효능 성인병에 속하는 동맥경화, 고혈압, 당뇨 등과 잇몸의 염증을 없애며, 체기를 없앤다. 아울러 백탁, 여성의 냉증, 변비 에방과 심신의 안정, 간기능 향상, 피부미용, 만성설사, 화상, 타박상, 이질, 피부가 벌겋게 되면서 화끈거리고 열이 나는 데와 종기 등에 쓴다. 특히 위나 대장 등 몸 속의 노폐물을 제거하는데 효과적이라 체중 감량에도 좋다. 그외 메밀대는 이뇨작용이 있다.

성미 맛은 달고 성질은 서늘하며 약한 독성이 있다.

이용부위 종자를 말려서 약용한다. 가을 서리가 내릴 때 종자를 채취해 햇볕에 말려서 이용한다.

용법용량 잎, 줄기, 종자 15~20g을 물에 달여 복용한다.

TIP

약차
프라이팬에 메밀을 중간 불로 볶아 냉장 보관하여 주전자에 넣고 보리차처럼 끓여 수시 음용한다. 취향에 따라 꿀을 타서 마셔도 좋다.

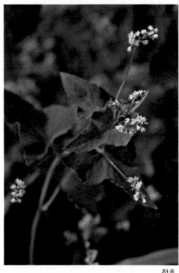

전초

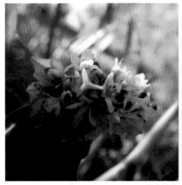

꽃과 열매

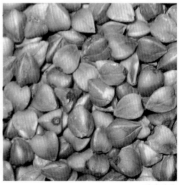

열매 약재

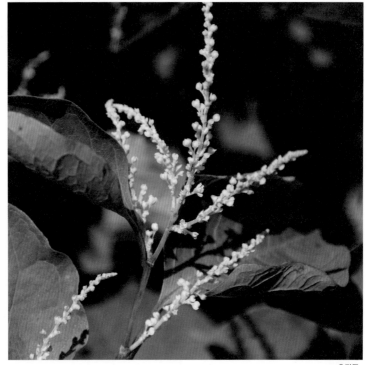

호장근

어혈을 제거하고 통증을 멎게 하는 풀

호장근

🎐 임산부는 복용하지 않는다.

여러해살이풀   *Fallopia japonica*

● 꽃 : 6~8월 흰색, 담홍색 ● 열매 : 8월 ● 이명 : 호장, 반장, 반홍조, 범싱아
● 생약명 : 호장근(虎杖根, 뿌리줄기를 말린 것)

산과 들, 냇가 등지의 양지바른 곳에서 자라는 여러해살이풀. 잎은 어긋나고
끝이 뾰족하며 가장자리는 밋밋한 둥근 모양이다. 줄기의 속은 비어 있고 어
린 줄기에는 적자색의 점무늬가 있다. 꽃은 가지 끝과 잎겨드랑이에 흰색의
자잘한 꽃들이 달린다. 열매는 수과로 세모진 흑갈색의 타원형이고 광택이
있다. 유사종으로는 울릉도에서 자생하는 '왕호장근'이 있다.

효능 출산 후 어혈을 제거하고, 통증을 멈추게 한다. 관절을 치료하며, 타박상, 화상, 월경불순, 항균소염, 이뇨, 풍습성 동통, 수종, 변비 등에 쓴다.

성미 맛은 쓰고 떫으며 성질은 약간 차며 독성은 없다.

이용부위 잎, 뿌리줄기를 약용한다. 봄 가을 뿌리줄기를 채취하여 햇볕에 말려 이용한다.

용법용량 잎, 뿌리줄기 4~5g을 물에 달여 복용한다.

유사종 울릉도와 북부지방 산지에서 자라는 **왕호장근**은 높이 1.5m~3m 정도로 대형이며 호장근보다 잎이 좀 더 길쭉하고 잎 뒷면에 흰빛이 돈다.

> **TIP**
>
> **산나물**
> 봄에 갓 올라온 새순이나 어린잎을 끓는 물에 살짝 데친 후 짜서 나물로 무쳐 먹거나 초고추장에 찍어 먹는다.

> **제법**
>
> 잎이 아직 나지 않았고 줄기가 하나일 때 꺾어서 껍질을 벗기고 잘라 소금에 저려 이용한다.

> **민간요법**
>
> · 호장근 달인 물로 씻으면 가려움증 거습, 소종에 효과가 있다.
> · 뿌리를 말리거나 구워서 약용한다.

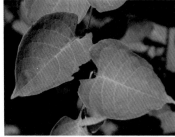

잎

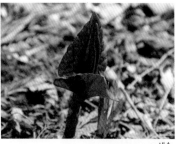

새순

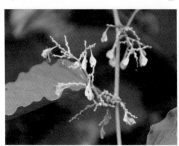

열매

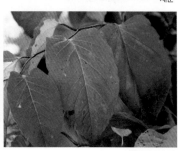

왕호장근의 잎

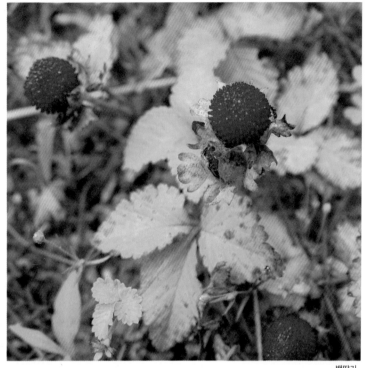

뱀딸기

항암·항균 효능과 어혈을 다스리는 풀

뱀딸기

🐍 과다 복용하면 두통, 복통, 구토, 설사
등의 부작용이 있을 수 있다.

여러해살이풀   *Duchesnea indaca*

● 꽃 : 4~6월 노란색 ● 열매 : 7~8월 ● 이명 : 이양매, 가락지나물, 용토주
● 생약명 : 사매(蛇苺, 전초를 말린 것)

농가의 밭둑이나 논둑, 풀밭, 숲 가장자리에서 자라는 여러해살이풀. 줄기는 30cm 정도로 자라고 잔털이 많다. 잎은 3출엽으로 어긋나며 겹잎이다. 잎 조각은 난형으로 양끝이 둥그스름하고 가장자리에 거친 톱니가 있다. 꽃은 잎 겨드랑이에서 꽃자루가 올라온 뒤 노란색의 꽃이 1개씩 달린다. 열매는 장과의 타원형으로 선홍색을 띤다.

효능 항암, 항균작용, 면역기능 개선, 지통, 어혈을 제거하며, 백일해, 감기, 피부암, 천식, 인후염, 화상치료, 그리고 여성의 월경불순 등에 쓴다.

성미 맛은 달고 쓰며 성질은 차며 독성은 없다.

이용부위 전초(잎, 줄기)를 약용한다. 여름에 전초(잎과 줄기)를 채취하여 햇볕에 말려 이용한다.

용법용량 하루 10~30g을 물에 달여 복용한다.

TIP

이용법
열매를 설탕이나 꿀을 넣고 약한 불로 오랫동안 달여 잼처럼 만들어 더운 물에 타서 마시면 혈액순환에 좋다.

민간요법

· 외용시에는 환부에 생초를 짓찧어 붙이거나, 말린 약재를 가루로 만들어서 기름과 함께 쓴다. 또한 열매의 즙을 내어 쓰기도 한다.
· 1회에 4~8g씩 200cc의 물로 달여서 음용한다.(잎과 줄기를 여름철에 채취하여 말린 후 약재로 쓴다.)

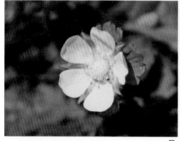
꽃

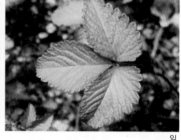
잎

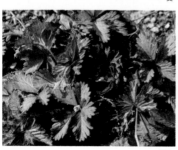
새순

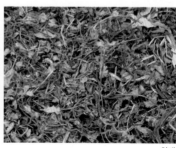
약재

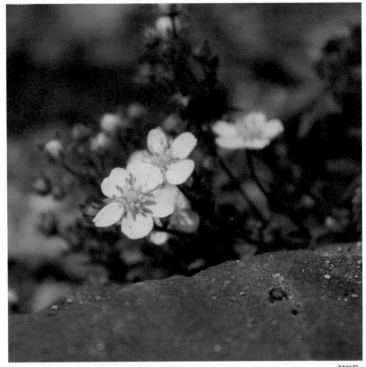

양지꽃

허한 증상을 보하고 지혈 효과가 있는 풀

양지꽃

🌿 특별히 알려진 부작용은 없다.

여러해살이풀   *Potentilla fragarioides* var. *major*

● 꽃 : 4~6월 노란색 ● 열매 : 6~7월 ● 이명 : 소시랑개비, 위릉채
● 생약명 : 치자연(雉子筵, 전초를 말린 것)

산과 들의 양지바른 풀밭에서 자라는 여러해살이풀. 30~50cm 높이로 자라는 줄기에는 잔털이 있고 옆으로 기어 자란다. 뿌리잎은 방석 모양이고, 줄기잎은 3출엽에 5~15개의 작은 잎으로 이루어진 겹잎이다. 꽃은 줄기 끝에서 10개 정도의 노란색 꽃이 모여 핀다. 뱀딸기 꽃과는 달리 꽃이 여러 개가 피고 작은 잎의 수도 더 많이 달린다.

효능 중기(비장과 위장)를 보하고 음허(陰虛, 음이 허한 증상)를 보한다. 잎과 줄기는 소화력을 높이고, 뿌리는 지혈제, 위궤양, 코피, 토혈, 장염, 이질, 자궁출혈, 월경과다, 폐결핵에 의한 객혈 등에 이용한다.

성미 맛은 달며 성질은 평하며 독성은 없다.

귀경 비경, 위경에 작용한다.

이용부위 전초를 말려 약용한다. 여름에서 가을 사이 전초를 채취하여 햇볕에 말려 이용한다.

용법용량 9~15g을 물에 달여 아침 저녁으로 음용한다.

유사종 세잎양지꽃은 양지꽃과 달리 3출엽의 잎만 달린다. **솜양지꽃**은 잎 뒷면이 흰 솜털로 밀생하며, 기는줄기 없이 3출엽의 잎이 긴 타원형이다. **제주양지꽃**은 양지꽃과 비슷하나 작은잎이 3~7개로 적게 달린다.

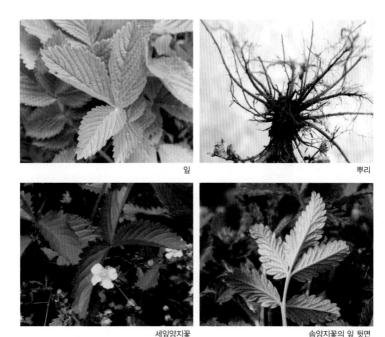

잎

뿌리

세잎양지꽃

솜양지꽃의 잎 뒷면

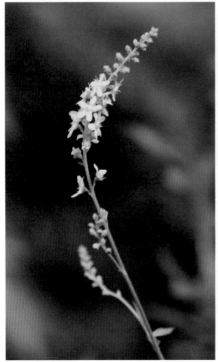

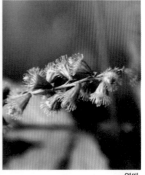

열매

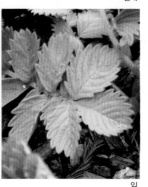

꽃   잎

항암 치료와 지혈 효과가 뛰어난 풀

짚신나물

🔖 많은 양을 한꺼번에 복용하지 않는다.
혈압을 높이는 작용이 있다.

여러해살이풀   *Agrimonia Pilosa*

● 꽃 : 6~8월 노란색 ● 열매 : 8~9월 ● 이명 : 선학초, 용아초
● 생약명 : 용아초(龍牙草, 잎과 줄기를 말린 것), 선학초(仙鶴草)

전국의 산과 들, 숲 등지에서 자라는 여러해살이풀. 뿌리는 짧으나 굵고 억센
편이다. 줄기는 높이 1m로 자라고 털이 있다. 잎은 어긋나며 작은잎은 깃꼴겹
잎으로 가장자리에 불규칙한 톱니가 있다. 꽃은 가지나 줄기 끝에 난 꽃대에
총상꽃차례로 노란색의 꽃이 핀다. 열매는 수과로 갈고리 같은 털이 있어 옷
에 잘 달라붙는다.

효능 지혈작용, 토혈, 소변출혈, 빈혈, 자궁출혈 등의 각종 출혈, 강심, 설사, 항암(위암, 식도암, 대장암, 간암, 자궁암, 방광암), 면역력 강화, 잎은 출혈성 설사, 타박상 등을 치료한다.

성미 맛은 맵고 떫고 쓰며 성질은 따뜻하고 평하며 독성은 없다.

귀경 폐장, 간장, 비장에 작용한다.

이용부위 잎과 줄기, 뿌리를 약용하고, 새순이나 어린잎은 식용한다. 꽃이 피기 전 지상부를 채취하여 그늘에 말려 이용한다.

용법용량 전초 30~50g을 물에 달이거나 가루(산제) 내어 복용한다.

유사종 산짚신나물은 짚신나물에 비해 노란색의 꽃이 드물게 달리는 것으로 구별할 수 있다.

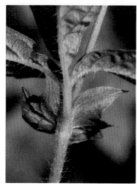

턱잎

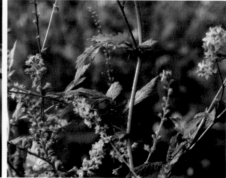

짚신나물

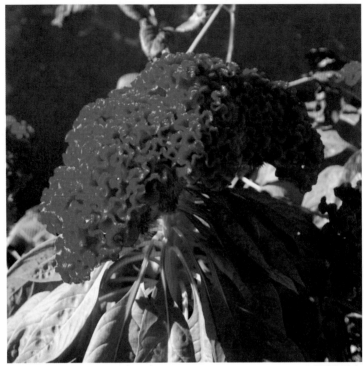

주먹맨드라미

비름과

피를 맑게 하고 지혈 효과가 있는 풀

맨드라미

🐚 몸이 찬 사람이나 임산부는 복용하지 않는다.

한해살이풀   *Celosia cristata*

● 꽃 : 7~8월 붉은색, 노란색 ● 열매 : 10월 ● 이명 : 들맨드라미, 청상자, 계두화, 잡견화
● 생약명 : 계관화(鷄冠花, 꽃과 씨앗을 말린 것)

아시아 열대지방 원산으로 재배하거나 화단에서 심어 기르는 한해살이풀.
잎은 어긋나고 긴 타원형으로 가장자리는 밋밋하며 끝이 뾰족하다. 꽃차례
는 품종에 따라 주먹, 빗짜루, 촛불 모양이며 꽃은 편평한 꽃줄기 끝에 작은
꽃으로 달린다. 열매는 난형으로 옆으로 갈라져서 뚜껑처럼 열리며 검은 종
자로 익는다. 꽃의 모양이 닭벼슬처럼 보여 '**계관화**'라고도 한다.

효능 꽃과 종자는 양혈지혈(凉血止血, 피를 깨끗하게 하여 출혈을 멈추게 하는 효능), 소변출혈, 자궁출혈, 부인의 대하증, 살균에, 씨앗은 안과 질환(눈의 충혈, 백태), 잎과 줄기는 가려움증, 신장염, 임질 등에 이용한다.

성미 맛은 달며 성질은 서늘하며 독성은 없다.

귀경 심경, 신경에 작용한다.

이용부위 전초(꽃, 굵은 줄기, 종자)를 약용한다. 꽃필 때, 꽃 이삭을 채취하여 햇볕에 건조하여 이용한다.

용법용량 하루 6~12g을 달여 하루 3회씩 식간에 복용한다.

유사종 개맨드라미는 맨드라미보다 꽃이 작고 길며, 밑부분이 뾰족하다. 원줄기는 곧게 서고 털이 없다.

민간요법

씨 4~10g을 물에 달이거나, 환제나 산제로 복용한다. 머리카락 난 부위에 종기가 생겼을 때에 신선한 잎을 짓찧어 설탕을 넣고 환부에 붙인다.

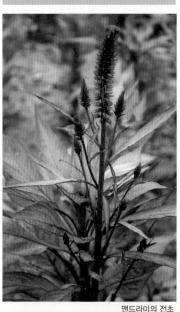

맨드라미의 전초

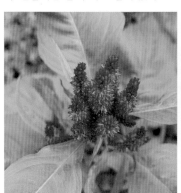

개맨드라미

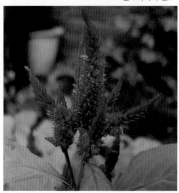

촛불 모양의 맨드라미

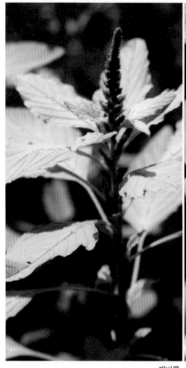
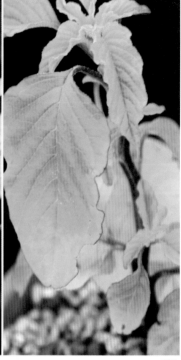

개비름   비름

열을 내리고 눈을 밝게 해주는 풀

비름

🐚 설사를 하거나 소화기능이 약한
사람은 과다 복용하지 않는다.

한해살이풀   *Amaranthus mangostanus*

● 꽃 : 7~9월 ● 열매 : 8~9월 ● 이명 : 현채, 새비름, 비듬나물, 현비름나물
● 생약명 : 백현(白莧, 전초를 말린 것), 야현채(野莧菜, 잎이나 줄기를 말린 것)

길가나 들판에서 자라고, 밭에서 심어 기르기도 하는 한해살이풀. 줄기는 1m
높이로 굵게 자란다. 잎은 어긋나고 가장자리가 밋밋하다. 꽃은 양성화로 잎
겨드랑이에 모여 달리고 이삭 모양의 꽃차례를 이룬다. 열매는 타원형으로
꽃받침보다 짧고 옆으로 갈라져서 종자가 나온다. 새순을 나물로 식용하기
도 하며 삶거나 데치면 부드러워진다.

효능 기를 보하고, 더위를 예방하며, 씨앗은 해열해독 이질, 눈의 충혈, 치질, 이뇨 변비를, 뿌리는 대소변을 원활하게 간풍을 다스리는 효능이 있다.

성미 맛은 달며 성질은 차고 독은 없다.

귀경 간경에 작용한다.

이용부위 전초를 약용하고, 들에서 자라는 어린 순을 나물로 이용한다. 봄과 가을에 지상부를 채취하여 햇볕에 말려 이용한다.

> **TIP**
> **산나물**
> 봄에 어린잎과 줄기를 끓는 물에 데쳐 나물로 무쳐 먹는다. 개비름은 비름보다 잎이 다소 뻑뻑하다.

> **민간요법**
> 뱀이나 벌레 물린데, 치질, 종기 등 외용약으로 쓸 때는 생잎을 짓찧어 환부에 바르거나 붙인다.

유사종 개비름은 유럽 원산의 귀화식물로 나물로 무쳐 먹는다. 눈비름은 지면에 기어가듯이 자라며, **털비름**은 개비름에 비해 전체에 털이 나 있다. **가는털비름**은 털비름에 비해 꽃차례가 가늘고 길며, 화피 끝이 뾰족하다.

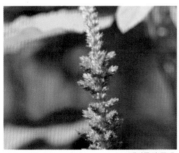

개비름의 꽃대

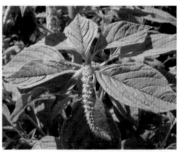

비름

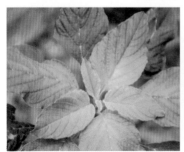

잎

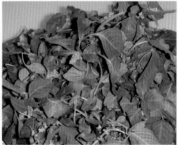

비름나물

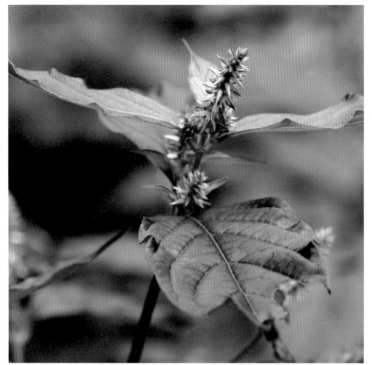

쇠무릎

관절을 보하고 무릎질환을 다스리는 풀

쇠무릎

🐌 임산부는 복용하지 않는다.
어혈을 푸는 작용이 있다.

여러해살이풀   *Achyranthes japonica*

● 꽃 : 8~10월 연한 녹색   ● 열매 : 9~10월   ● 이명 : 쇠무릎지기, 우실, 대절채, 산현채
● 생약명 : 우슬(牛膝, 뿌리를 말린 것)

산이나 길가 등지에서 자라는 여러해살이풀. 잎은 마주나고 가장자리가 밋
밋하다. 원줄기는 네모지고 마디가 무릎처럼 도드라지며 가지가 갈라진다.
꽃은 잎겨드랑이와 원줄기 끝에서 수상꽃차례로 달린다. 긴 타원형의 열매
는 꽃받침으로 싸여 있고 1개의 종자가 달린다. 마디의 생김새가 마치 '우슬,
즉 소(牛)의 무릎(膝)'과 같다 하여 쇠무릎이라고 부른다.

효능 관절질환(무릎), 무릎 통증, 통풍, 각기, 부종, 신염, 혈뇨, 뿌리는 강정, 요통, 진통작용, 고혈압, 골수를 보하며, 타박상, 혈당강하, 노화억제 등에 쓴다.

성미 맛은 쓰고 시며 성질은 평하다.

귀경 폐경, 위경에 작용한다.

이용부위 뿌리, 새순이나 연한 잎과 줄기는 나물로 이용한다. 가을에 뿌리를 채취하여, 햇볕에 말린다.

용법용량 하루 5~10g을 물로 달여 복용하거나, 술로 담아 음용한다.

TIP

산나물
붉은 새순이나 어린잎, 연한 잎줄기를 삶아 물기를 빼고 나물로 무쳐 먹는다.

약술
쇠무릎 150g과 설탕 150g을 담금주 1리터에 잘라 넣고 밀봉하여 서늘한 곳에서 3~6개월 숙성시킨 후 하루 2~3회, 1회 소주잔 한 잔을 식전에 음용한다.

민간요법

가을에 말린 우슬 5~10g을 물 0.5리터에 달여 하루 2~3회 식간에 나누어 음용하면, 신경통, 관절통, 월경불순, 부인병, 임질 등에 효과가 있다.

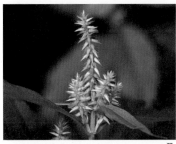
꽃

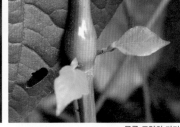
무릎 모양의 마디

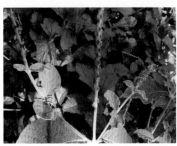
열매

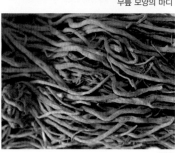
약재

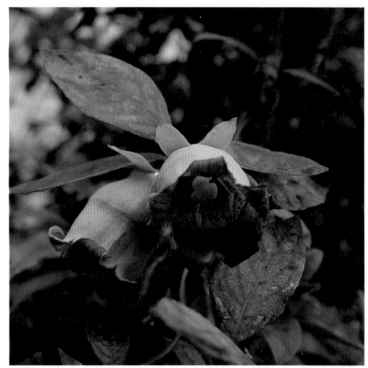

더덕

향미가 뛰어난 자양강장의 풀

더덕

🐾 찬바람에 의한 기침에는 쓰지 않는다.

덩굴성 여러해살이풀   *Codonopsis lanceolata*

- ●꽃 : 8~9월 연한 녹색   ●열매 : 10월   ●이명 : 사엽삼, 양유, 유부인, 더덕나물
- ●생약명 : 산해라(山海螺), 양유근(羊乳根, 뿌리를 말린 것)

산의 숲 속에서 자라는 여러해살이풀. 뿌리는 굵고 잎은 어긋나며 가장자리
는 밋밋하다. 잎의 앞면은 녹색, 뒷면은 흰색이며, 짧은 가지 끝에서 4개의 잎
이 마주난다. 줄기나 잎을 자르면 흰액이 나온다. 종 모양의 꽃은 겉은 연한
녹색이나 안은 자갈색 반점이 있다. 열매는 원추형 삭과로 특유한 향기가 난
다. 뿌리와 어린잎을 나물로 식용한다.

효능 폐의 열을 제거하고, 갈증해소와 피로회복, 면역력 강화(사포닌 성분 함유), 기침, 가래, 유즙분비작용, 해열해독, 혈압강하, 유방염, 인후염, 건위제 등으로 이용한다.

성미 맛은 달고 쓰며 성질은 차다.

귀경 신경, 위경, 폐경, 간경에 작용한다.

이용부위 뿌리를 약용하고, 어린순은 봄에 나물로 식용한다. 가을 또는 봄에 뿌리를 채취해 햇볕에 말려 이용한다.

용법용량 하루 6~12g을 물에 달여 복용한다.

유사종 소경불알은 더덕에 비해 꽃과 잎이 작고 화관 안쪽의 자줏빛 반점이 진한 테를 이루고 있다. 줄기나 잎을 자르면 더덕처럼 하얀 액이 나온다.

TIP

산나물 | 효소
봄에 새순이나 어린잎을 끓는 물에 데쳐 나물로 무쳐 먹는다. 잘게 썬 뿌리는 설탕과 1:1로 버무려 효소로 이용할 수 있으며, 생 뿌리는 구이나 조림, 장아찌로도 식용할 수 있다.

약술
더덕 뿌리 생품 300g(말린 것 200g)을 담금주 1.8리터에 잘게 잘라 넣고 밀봉하여 서늘한 곳에서 3~6개월 정도 숙성시킨 후 하루 2~3회, 1회 소주잔 한 잔가량을 식전에 음용한다. 기호에 따라 설탕이나 꿀을 넣어 마셔도 좋다.

민간요법

몸이 허약해 자주 피곤함을 느낀다면 더덕 한두 뿌리를 물에 깨끗이 씻어 강판에 갈아 따뜻하게 데운 우유 200ml 가량과 섞어 마시면 원기를 보하고 기침가래나 폐에 좋은 영향을 준다.

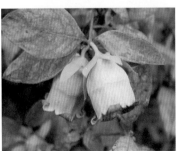

꽃

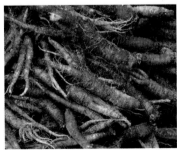

뿌리

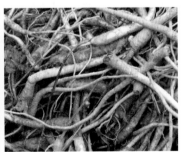

약재

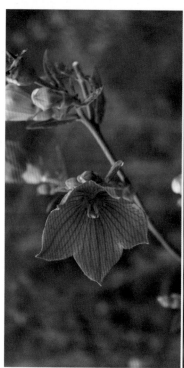

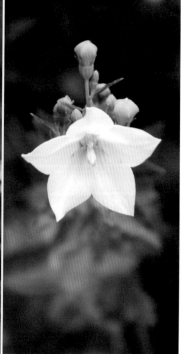

도라지　　　　　　　　　　　백도라지

가래를 없애고 기침을 멈추게 하는 풀

도라지

🌿 음기가 허약하여 열기가 상승하는 경우 복용하지 않는다.

여러해살이풀　　　　　　　　　　　*Platycodon grandiflorum*

● 꽃 : 7~9월 보라색, 흰색 ● 열매 : 10월 ● 이명 : 약도라지, 질경, 길경채
● 생약명 : 길경(桔梗, 뿌리를 말린 것)

산지 양지바른 곳이나 심어서 재배하는 여러해살이풀. 줄기는 0.4~1m 높이로
자란다. 잎은 마주나거나 어긋나며, 3개씩 돌려난다. 잎 가장자리에 톱니가
있고, 흰색이나 보라색으로 피는 종 모양의 꽃은 5개로 갈라지며 끝이 뾰족하
다. 열매는 난형의 삭과로 익는다. 줄기를 자르면 흰색의 액이 나온다. 덩이뿌
리를 도라지나물이라 하여 약용 또는 식용한다.

효능 가슴이 답답한 증상, 가래 제거, 기침, 감기, 기관지염, 목이 아플 때, 항암, 거담, 진해, 혈압, 혈당강하 작용이 있다.(기침을 멈추고 가래를 없애는 약의 원료로 쓰인다.)

성미 맛은 맵고 쓰며 성질은 따뜻하다.

귀경 폐경에 작용한다.

이용부위 뿌리를 약용하고, 어린순과 뿌리를 나물로 식용한다. 가을에 뿌리를 채취하여 말려 이용한다.

용법용량 하루 6~12g을 물에 달이거나, 환(알약), 산재(가루)로 복용한다.

TIP

산나물
새순과 뿌리에 쓴맛이 있으므로 찬물에 한나절가량 담가 쓴맛을 우려낸 뒤 나물로 무쳐 먹거나 들기름에 볶아 먹는다.

약차
건조한 도라지 4~10g을 물 0.5리터에 넣고 달여 하루 두번 나누어 음용한다. 사포닌을 함유하여 거담, 항염, 항알레르기, 위액분비 억제작용으로 가래를 삭이는 효과가 있다.

제법

가을에 뿌리의 겉껍질을 벗겨 말려서 이용한다.

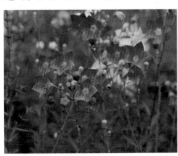

전초

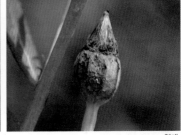

열매

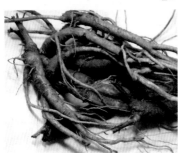

뿌리

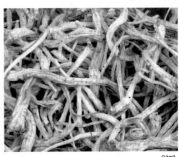

약재

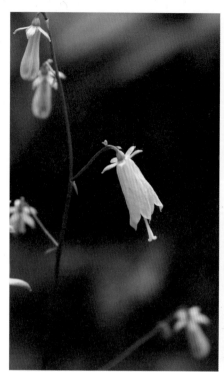

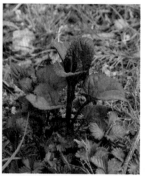

새순

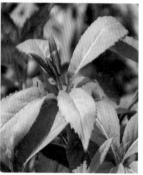

꽃   잎

기침·천식과 해독의 명약

잔대

🐚 풍한성(바람에 의한 찬 기운)으로
기침을 할 때와 설사할 때에는 복용하지 않는다.

여러해살이풀   *Adenophra triphylla var. japonica*

● 꽃 : 7~9월 청자색, 자주색 ● 열매 : 10~11월 ● 이명 : 제니, 사삼, 지모, 백마육, 남사삼
● 생약명 : 사삼(沙蔘, 뿌리를 말린 것)

산과 들에서 흔히 자라는 여러해살이풀. 뿌리는 도라지 뿌리와 비슷하다. 잎은 어긋나고 가늘며 난형으로 끝이 뾰족하고 가장자리에 톱니가 있다. 잎이나 줄기를 자르면 흰색의 액이 나온다. 꽃은 연한 보라색 꽃이 종 모양으로 달리고, 아래를 향한다. 열매는 삭과로 10월에 익는다. 한방에서는 유사종인 층층잔대, 당잔대 등의 뿌리도 같은 생약으로 취급한다.

효능 강장, 거담, 해열해독, 생리불순, 식중독, 기침, 천식, 폐렴, 목이 건조하고 조갈하거나, 마른기침, 끈끈한 가래, 부인병, 고혈압 등에 이용한다.

성미 맛은 달고 쓰며 성질은 서늘하며 독성은 없다.

이용부위 뿌리, 잎은 나물로도 이용한다. 가을에 뿌리를 채취해 그늘에 말려 이용한다.

용법용량 하루 10~15g을 물에 달여 가루로 만들거나 환을 지어 복용한다.

유사종 층층잔대는 잔대에 비해 꽃차례 가지가 돌려 달리면서 층층이 난다. **진퍼리잔대**는 습지 주변에서 자라며 줄기가 자줏빛을 띠고 꽃이 줄기 끝에 아래를 향해 핀다.

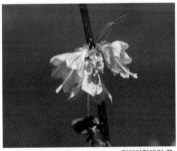

진퍼리잔대의 꽃

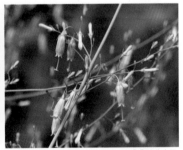

층층잔대의 꽃

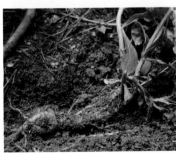

뿌리

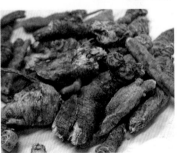

약재

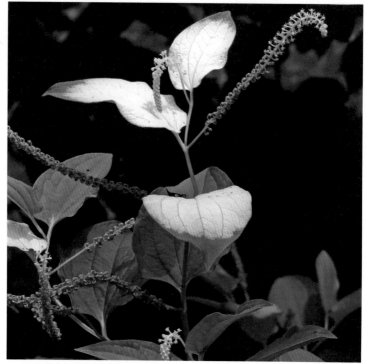

삼백초

항암과 노화방지 개선에 쓰이는 풀

삼백초

🔖 몸이 차거나 소화기관이 허약한 사람은
과다 복용하지 않는다.

여러해살이풀　　　　　　　*Jefferesonia dubia*

● 꽃 : 5~8월 흰색　● 열매 : 9~10월　● 이명 : 오엽백, 삼엽백, 백화연, 백설골
● 생약명 : 삼백초(三白草, 전초를 말린 것)

제주도, 남부지방에서만 자라는 멸종위기 2급의 여러해살이풀. 주로 재배하여 기른다. 잎은 어긋나고 난상 타원형이며 끝이 뾰족하다. 간혹 잎에 흰색 무늬가 보이나, 일조량이 적으면 현저히 줄어든다. 줄기는 1m 높이로 곧게 자란다. 꽃은 줄기 끝 잎겨드랑이에 수상꽃차례로 자잘한 흰색 꽃들이 촛대 모양으로 달린다. 꽃, 잎, 뿌리가 흰색이라 '삼백초(三白草)'라 한다.

효능 청열이습(열을 내리고 소변을 이롭게함), 소종해독(종기를 삭이고 통증을 그치게 함), 간장, 신장의 질병, 뱃속의 덩어리(종양), 해독작용, 항암작용(간암, 폐암, 위암), 만성피로, 고혈압, 심장병, 숙변, 비만, 피부병, 부종, 근골과 근육을 강화하는 등의 효능이 있다.

성미 맛은 쓰고 매우며 성질은 차고 독성은 없다.

귀경 간경, 신경에 작용한다.

이용부위 전초를 약용한다. 여름에 지상부를 채취하여 햇볕에 말려 이용한다.

용법용량 전초 10~20g을 물로 달여서 복용한다.

> **TIP**
>
> **약차**
> 삼백초 10~20g을 물 0.5리터에 넣고 약한 불로 물이 1/2이 될 때까지 달여 하루 4~5회 음용한다. 삼백초를 일상의 차로 음용하면 혈관계 질환을 예방할 수 있다. 보리차의 대용으로 이용하면 좋다.

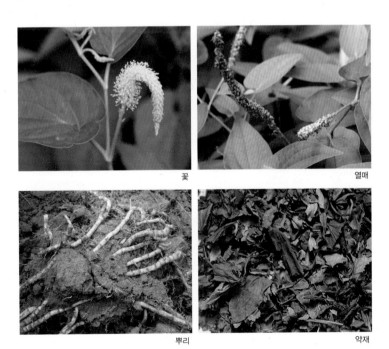

꽃

열매

뿌리

약재

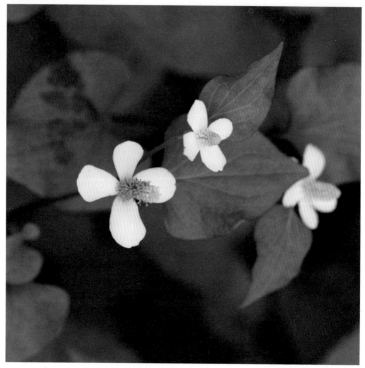

약모밀

열을 내리고 고름을 제거하는 풀

약모밀

🔖 몸이 찬 사람은 과다 복용하지 않는다.

여러해살이풀   *Houttuynia cordata*

● 꽃 : 5~6월 흰색 ● 열매 : 8~9월 ● 이명 : 잠초, 중약초, 자배어성초
● 생약명 : 어성초(漁腥草, 전초를 말린 것)

남부지방 그늘진 습지에서 자라는 여러해살이풀. 잎은 어긋나고 끝이 뾰족하며 가장자리는 밋밋하다. 5개의 맥이 있고 연한 녹색에 잎이나 줄기에서 고기 썩는 혹은 비린 냄새가 난다하여 **'어성초(漁腥草)'**라고도 한다. 꽃은 4개의 총포조각이 꽃잎처럼 보이고 둘레에 이삭 모양의 꽃차례로 흰색의 꽃이 촘촘이 달린다. 열매는 삭과로 익는다.

효능 청열해독(淸熱解毒, 열을 내리고 독을 제거), 배농(排膿, 고름을 배출), 이뇨, 습진, 치질, 요도염, 진통, 지혈, 기관지염, 꽃이 피기 전의 전초는 이뇨뇨제와 구충제, 요도염, 악성종기, 동맥경화 등을 치료한다.

성미 맛은 맵고 성질은 약간 차며 독성은 없다.

귀경 간경에 작용한다.

이용부위 전초(잎, 줄기, 꽃)를 약용한다. 꽃이 필 무렵 전초를 채취하여 말려 이용한다.

용법용량 하루 10~20g을 물에 달여 복용한다.

TIP

약차
잎을 채취해 그늘에 2~3일 정도 말린 후 잘게 썰어 끓는 물에 3분 정도 우려내 마신다. 맛은 옅은 보리차 맛이 난다.

민간요법

민간에서는 부스럼·화농·치질에 사용하고, 한방에서는 식물체를 임질·장염·요로감염증·폐렴·기관지염에 사용한다.

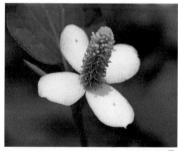

꽃

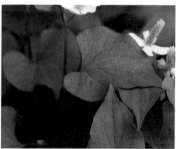

잎

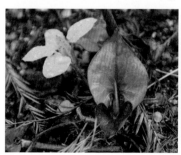

새순

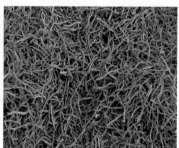

약재

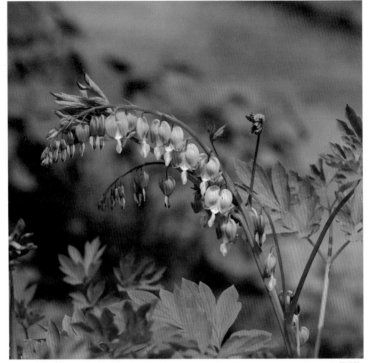

금낭화

어혈을 제거하고 종기를 다스리는 풀

금낭화

🔔 유독성 식물이므로 복용에 주의해야 한다.

여러해살이풀　　　　　　　　　　　　　*Dicentra spectabisis*

● 꽃 : 5~6월 홍자색 ● 열매 : 6월 ● 이명 : 며느리주머니, 며느리밥꽃, 덩굴모란
● 생약명 : 하포목단근(荷包牧丹根, 뿌리줄기를 말린 것), 금낭근

전국의 산 계곡가에서 자라는 우리나라 원산의 여러해살이풀. 잎은 어긋나고 깃꼴겹잎으로 끝이 뾰족하다. 꽃은 원줄기 끝에 활처럼 한쪽으로 휘어지면서 주머니 모양의 꽃이 총상꽃차례로 달린다. 열매는 타원형의 삭과로 검은색으로 익는다 전체가 분백색의 녹색이며 가지가 갈라진다. 꽃이 주머니 모양을 하고 있어 금낭화(錦囊化)라고 부른다. 관상용으로도 심어 기른다.

효능 혈액순환, 해독, 종기, 타박상, 어혈제거, 이뇨, 진통에 의한 통증 완화, 부스럼, 상처를 치료하는데 이용한다.

성미 맛은 맵고 성질은 따뜻하며 독성이 있다.

이용부위 뿌리줄기를 약용하고, 어린순은 나물로 식용한다. 가을에 뿌리줄기를 채취하여 말려 이용한다.

용법용량 뿌리줄기를 짓찧어 즙을 술에 타 복용하거나, 환부에 붙이거나 즙을 내어 바른다. 어린순은 물에 담가 독성을 충분히 뺀 후 나물로 먹고 약재로도 쓴다.

TIP

산나물
봄에 어린순을 끓는 물에 데쳐 말려두었다가 냉장 보관한 뒤 먹을 때 다시 데쳐서 물에 우려낸 뒤 나물로 무쳐 먹는다.

민간요법

뿌리줄기를 짓찧어 즙을 술에 타 복용하거나, 환부에 붙이거나 즙을 내어 바른다.

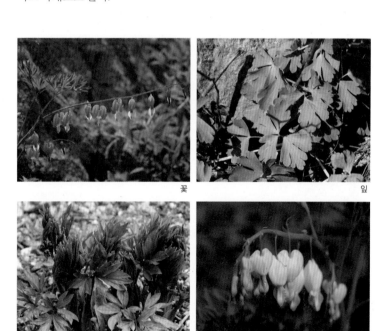

꽃

잎

새순

흰금낭화

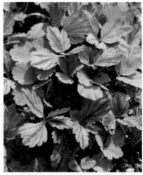

들현호색 새싹

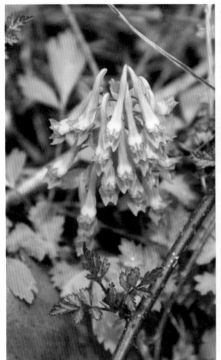

현호색

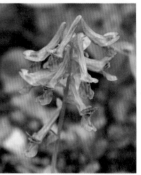

들현호색

어혈을 제거하고 통증을 멎게 하는 풀

현호색

🐦 관절이 붉게 부으면 사용을
해선 안 된다. 독성이 있으므로
복용에 주의해야 한다.

여러해살이풀   *Corydalis remota*

● 꽃 : 3~4월 연보라색 ● 열매 : 7~8월 ● 이명 : 연호색, 현호, 어름새기꽃
● 생약명 : 현호색(玄胡索, 덩이줄기를 말린 것), 원호(元胡)

산지 숲 속에서 자라는 여러해살이풀. 뿌리줄기에 덩이뿌리를 갖고 있어 이
를 약재로 사용한다. 잎은 어긋나고 3출엽으로 갈라지며, 가장자리에 톱니가
있다. 꽃은 이른 봄에 총상꽃차례로 보라색 또는 홍자색의 꽃들이 밑에서부
터 핀다. 열매는 길며 삭과이며 씨는 검은색으로 익는다. **현호색 종류는 주로
잎 모양에 따라 구별하나 변이가 심하다.**

효능 기혈을 잘 돌게 하고 어혈을 제거한다.
생리불순, 위액분비억제, 지통, 두통, 타박상
산후통 등에 쓴다.

성미 맛은 맵고 성질은 따뜻하며 독성이 있다.

귀경 간경, 심포경, 폐경에 작용한다.

이용부위 덩이줄기(괴경)를 약용한다. 봄에 잎이 시들 때 덩이줄기를 채취하여
쪄서 말려 이용한다.

용법용량 생리통에는 3~5g을 물로 달여 복용한다.

> **TIP**
> **식용법**
> 덩이줄기를 잘 다듬어 증기에 찌
> 거나 끓는 물에 데쳐서 말린 후에
> 이용한다.

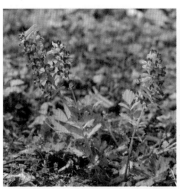
조선현호색

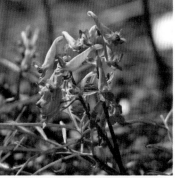
댓잎 형태로 피는 품종

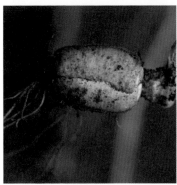
뿌리

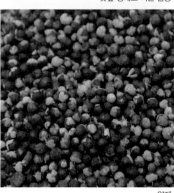
약재

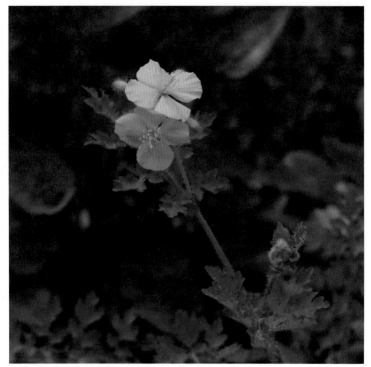

애기똥풀

항암과 진통작용에 유용한 풀

애기똥풀

🐚 독성이 있으므로 과다 복용하지 않는다.
혈뇨, 동공마비, 호흡마비 등의 부작용이 있다.

두해살이풀 　　　　　　　　　　　　　　　*Chelidonium majus* var. *asiaticum*

● 꽃 : 5~8월 노란색　● 열매 : 8~9월　● 이명 : 젖풀, 즙채, 까치다리, 씨아똥
● 생약명 : 백굴채(白屈菜, 뿌리를 말린 것)

전국 각지의 들판이나 숲 가장자리에서 흔하게 자라는 여러해살이풀. 잎은
어긋나고 깃꼴로 갈라지며, 가장자리에는 톱니가 있다. 줄기는 많이 갈라지
고 잎이나 줄기나 잎을 자르면 아기 물똥처럼 노란색 액이 나온다 하여 붙
여진 이름이다. 전체에 부드러운 털이 나며, 자라면서 조금씩 없어진다. 열매
는 검게 익는다. 양귀비과 식물은 유독성 식물이 많아 주의가 필요하다.

효능 항암작용을 하며, 위암, 식도암, 간암, 자궁경부암, 피부암, 위궤양, 진통, 이뇨, 해독, 습진, 무좀, 황달, 수종, 월경불순, 뿌리는 어혈을 풀고, 진통 및 억균작용에 효능이 있다. 상처가 났을 때 환부에 노란색의 유액을 바르면 쉽게 낫는다.

성미 맛은 쓰고 매우며 성질은 약간 따뜻하고 독성이 있다.

이용부위 전초(꽃, 줄기, 잎)를 약용한다. 여름철 꽃이 필 때 전초를 채취해 그늘에 말려 이용한다. 다만 독성이 있으므로 개인이 임의로 사용하는 것을 금하며, 필요시에는 반드시 전문가의 처방에 따라야 한다.

용법용량 하루 4~5g을 물에 달여 복용한다.

민간요법

외용약(뱀이나 벌레에 물린데, 종기, 버짐, 상처가 났을 때 등)으로 쓸 때는 전초를 짓찧어 환부에 붙이거나, 전초를 달여서 씻거나 바른다.

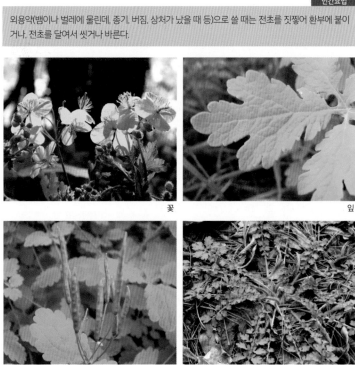

꽃

잎

열매

새순

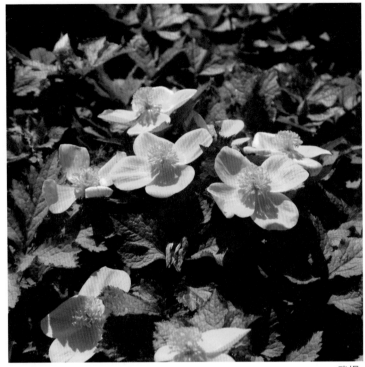

피나물

혈액순환과 종기를 다스리는 풀

피나물

🌱 독성이 있으므로 독성을 제거한 후 섭취한다.

여러해살이풀   *Hylomecon vernale*

● 꽃 : 4~5월 노란색 ● 열매 : 7~8월 ● 이명 : 노랑매미꽃, 여름매미꽃
● 생약명 : 화청화(荷靑花, 뿌리를 말린 것)

산 속의 그늘지고 축축한 곳에서 자라는 여러해살이풀. 잎은 깃꼴겹잎이고
가장자리에 깊은 톱니가 있다. 잎이나 줄기를 자르면 주홍빛의 유액이 나온
다. 노란색 꽃은 양성화로 줄기 끝의 잎겨드랑이에서 꽃자루 끝에 1개씩 달린
다. 열매는 가느다란 기둥 모양의 삭과로 익는다. 유사종 매미꽃은 주로 남부
지방에서 자라며, 꽃자루에 여러 개의 꽃이 달려 구별할 수 있다.

효능 거풍활혈(去風活血 풍을 없애고 피를 잘 돌게 함), 외상의 지혈, 소종, 류머티스성 관절염, 진통, 신경통, 타박상, 습진, 종기를 치료한다.

성미 맛은 쓰고 성질은 따뜻하고 평하며 독성이 있다.

이용부위 전초(잎, 뿌리)를 약용한다. 봄부터 가을 사이에 뿌리를 채취해서 햇볕에 말려 이용한다.

용법용량 하루 5~10g을 물에 달이거나, 환 또는 술에 담가 복용한다. 피나물에는 독성이 있으므로 반드시 삶거나 달여서 사용하되, 개인이 민간요법으로 사용할 때에는 반드시 전문가의 처방에 따라야 한다.

유사종 매미꽃은 주로 남부지방에서 자라며 피나물과 달리 꽃자루에 꽃이 여러 개가 달린다.

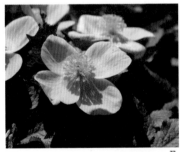

꽃

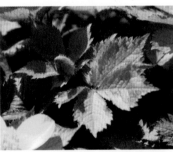

잎

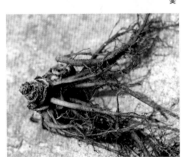

뿌리

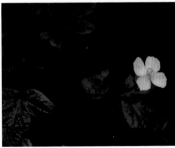

매미꽃

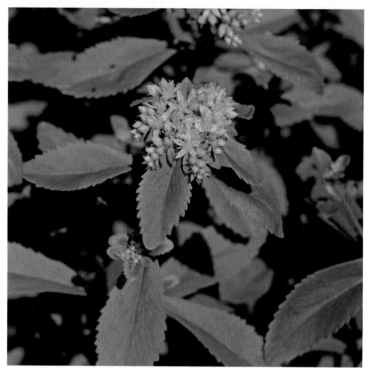

기린초

심장병과 자양강장에 효능이 있는 풀

기린초

🌿 **특별히 알려진 부작용은 없다.**

여러해살이풀 · *Sedum kamtschaticum*

- 꽃 : 6~7월 노란색 ● 열매 : 9월 ● 이명 : 토삼칠, 혈산초, 백삼칠
- 생약명 : 비채(費菜, 뿌리를 말린 것), 경천삼칠(景天三七, 전초를 말린 것)

산지 양지바른 풀밭이나 바위 틈에서 자라는 다육질의 여러해살이풀. 비교적 두툼한 잎은 어긋나고 긴 타원형으로 끝이 둔하고 톱니가 있다. 원줄기의 한군데에서 줄기가 뭉쳐나며 원기둥 모양이다. 꽃은 줄기 끝에 산방상의 우산 모양 꽃차례로 달린다. 열매는 별 모양의 골돌이다. 기린초의 유사종인 가는기린초, 애기기린초, 섬기린초도 동일한 약재로 사용한다.

효능 가슴 두근거림, 지혈, 이뇨, 타박상, 외상 출혈, 혈변, 혈뇨, 붕루(하혈), 정신을 안정시키고, 이뇨, 토혈, 코피, 종기, 해독의 효능이 있다.

성미 맛은 시고 성질은 평하며 독성은 없다.

이용부위 전초를 약용한다. 봄 또는 늦가을에 전초를 채취하여 햇볕에 말려 이용한다.

이용방법 전초(뿌리)를 약용하고, 봄에 어린순을 삶아 나물로 먹는다.

용법용량 하루 6~12g을 달여서 복용한다.

TIP

산나물
봄에 새순이나 어린잎을 끓는 물에 데쳐 나물로 무쳐 먹으면 강장이나 이뇨에 좋다. 효소로 이용할 경우, 꽃이 피기 전 채취한 잎과 줄기를 설탕과 1:1로 버무려 밀봉한 뒤 3개월가량 숙성시켜 건더기를 건져내고 다시 6~12개월가량 발효 후 하루 1잔씩 음용한다.

유사종 우리나라 특산종으로 울릉도에서 자생하는 **섬기린초**는 기린초에 비해 잎이 두툼하고 어긋난 잎은 주걱 모양의 거꾸로 된 피침형이다. **애기기린초**는 강원 이북에서 자라고 전체가 소형이며, 주로 산기슭에서 자라는 **가는기린초**에 비해 잎이 좁은 피침형이다.

민간요법

벌레 물린 데나 상처입은 데, 종기, 타박상에는 생잎을 짓찧어 환부에 붙이거나, 생즙을 내어 복용한다.(하루기준 6~12g)

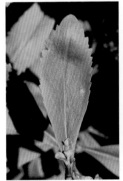
기린초의 잎

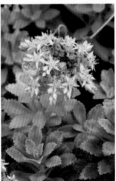
섬기린초

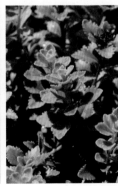
애기기린초

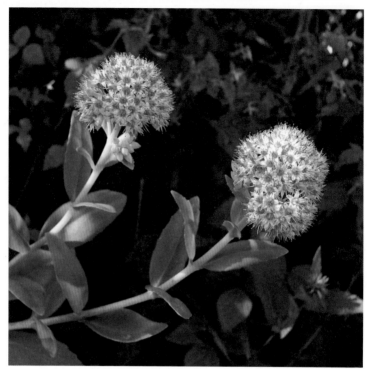

꿩의비름

돌나물과

열을 내리고 해독에 효과적인 풀

꿩의비름

🌱 특별히 알려진 부작용은 없다.

여러해살이풀   *Sedum erythrostictum*

● 꽃 : 8~9월 연한 붉은색 ● 열매 : 8월 ● 이명 : 신화초, 경천, 신화, 대엽경천, 계화
● 생약명 : 경천초(景天草, 전초를 말린 것)

산지의 양지바른 풀밭이나 모래 땅 등에서 자라는 여러해살이풀. 분백색의 줄기는 비교적 통통하다. 타원형의 잎은 마주나고, 가장자리에 치아 모양의 톱니가 있다. 잎의 밑 부분은 좁아지고 잎자루가 없으며, 꽃은 줄기 끝에서 산방상 우산 모양의 꽃차례로 연한 붉은색의 꽃이 둥글게 달린다. 열매는 골돌이며 끝이 뾰족하다.

효능 해열, 해독, 지혈, 토혈, 두드러기, 외상출혈, 부스럼 등과 전초 또는 잎을 강장, 선혈, 대하증, 단독, 종기 등의 약으로 쓴다.

성미 맛은 쓰고 시며 성질은 차고 독성은 없다.

이용부위 전초(잎)를 약용한다. 꽃이 필 무렵 전초를 채취해 약간 데쳐 햇볕에 말려 이용한다.

용법용량 하루 15~30g을 물에 달이거나 가루형태로 복용한다.

유사종 큰꿩의비름은 들이나 산기슭에서 자라고 꿩의비름에 비해 크다 하여 붙여진 이름이다. 꽃색은 꿩의비름 보다 진하고 줄기를 심어도 잘 자란다. **둥근잎꿩의비름**은 경북 주왕산 근처 바위틈에서 자라며 잎이 꿩의비름에 비해 동그랗게 마주 달린다.

민간요법

외용으로 짓찧거나 진하게 달여 환부에 바른다.(강장, 선혈, 대하증, 단독, 종기 등)

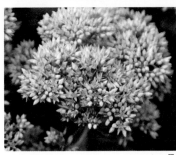

꽃

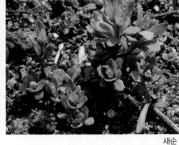

새순

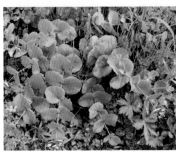

둥근잎꿩의비름

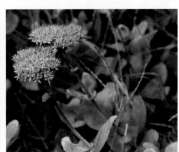

큰꿩의비름

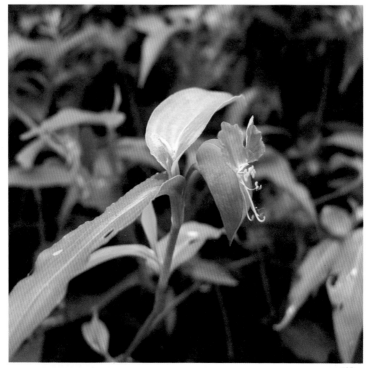

전초

열을 내리고 당뇨에 효과가 있는 풀

닭의장풀

🔊 임산부는 복용하지 않는다.

한해살이풀   *Commelina communis*

- 꽃 : 7~8월 청자색 ● 열매 : 9~10월 ● 이명 : 달개비, 달개비풀, 닭의밑씻개
- 생약명 : 압척초(鴨跖草, 잎을 말린 것), 죽엽채(竹葉采, 전초를 말린 것)

전국 각지의 길가나 밭둑, 풀밭에서 자라는 한해살이풀. 줄기는 땅에서 기며 비스듬히 자라다가 일어선다. 굵은 마디에서 자라는 잎은 어긋나고 피침 모양이며 끝은 점점 뾰족해진다. 마디에서 뿌리를 내리며 가지가 갈라진다. 꽃은 잎겨드랑이에서 나온 꽃줄기 끝의 포에 싸여 청자색 꽃을 피운다. 열매는 타원형의 삭과이고 마르면 3개로 갈라진다.

효능 청열해독, 당뇨, 감기로 인한 열 내림, 생잎의 즙은 화상에, 전초를 종기, 감기, 코피, 소변불통, 소변출혈, 자궁출혈, 땀띠, 옻이 올랐을 때, 편도선염, 설사, 염증약(인후통증, 학질, 피부염 등)으로 쓴다. 꽃은 염색용으로 쓴다.

성미 맛은 달고 쓰며, 성질은 차며 독성은 없다.

이용부위 전초를 약용하며, 어린잎과 줄기를 나물 등으로 식용한다. 꽃이 필 무렵 전초(뿌리를 포함)를 채취해서 말려 이용한다.

용법용량 전초 15~30g을 달여 복용한다.

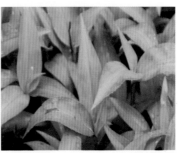
잎

민간요법
말린 것을 잘게 썰어서 적당히 물에 넣고 달인 즙을 차 대용으로 수시로 복용하면 당뇨병에 도움이 된다.

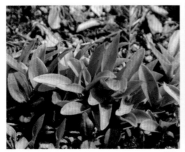
새순

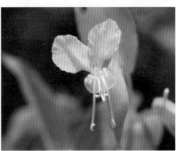
연보라색으로 핀 개체

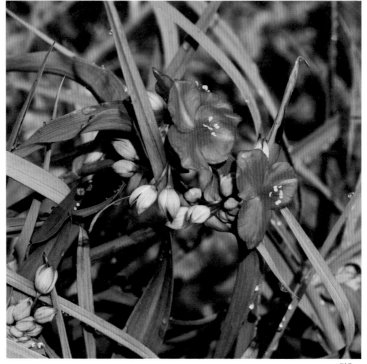

전초

당뇨, 혈을 활성화하고 뭉친 것을 풀어주는 풀

자주닭개비

🐾 임산부는 복용하지 않는다.

여러해살이풀   *Tradescantia reflexa*

- 꽃 : 5~6월 자주색 ● 열매 : 9월 ● 이명 : 양달개비, 자주달개비, 자로초
- 생약명 : 자압척초(紫鴨跖草, 전초를 말린 것)

북미 원산으로 주로 관상용으로 심어서 기르는 여러해살이풀. 50cm 정도의 높이로 자라는 줄기는 여러 대가 뭉쳐서 자란다. 잎은 어긋나고 넓은 줄 모양이며, 위쪽은 골이 파여져 뒤로 젖혀진 형태이다. 꽃은 꽃줄기 끝에 모여 달리며 자주색 또는 흰색으로 핀다. 열매는 타원형의 삭과로 익는다. 흔히 '자주달개비'라고도 부른다.

효능 당뇨병, 혈을 활성화하며, 뭉친 것을 풀어주고, 당뇨 환자의 혈당강하작용, 소종(消腫), 해독, 해열, 이뇨작용, 배농, 살충, 설사, 수종(조직 내에 물이 고이는 증상), 관절굴신불리(관절을 구부리고 펴는 것이 어려운 증세)에 효능이 있다. 그외 민간에서 생잎을 짓찧어서 화상 부위에 붙이거나 전초는 구충제로도 사요한다.

성미 맛은 달고 쓰며, 성질은 차며 독성은 없다.

귀경 심경, 간경, 비경, 신경, 대소장경에 작용한다.

이용부위 전초(외각과 외피를 제거한 후)를 약용한다. 어린잎은 나물로 식용한다. 가을에 전초를 채취하여 햇볕에 말린다. 관상용으로 이용한다.

용법용량 전초 10~15g을 물에 달이거나 가루약으로 복용한다.

천식이나 혈당을 조절할 목적으로 자주닭개비(말린 것) 5~10g을 300cc의 물에 달여 ⅓량으로 줄어들 될 때까지 끓여서 여러 차례 나누어 복용한다.

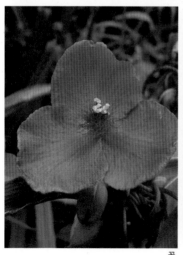

꽃

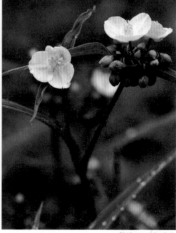

흰색으로 핀 개체

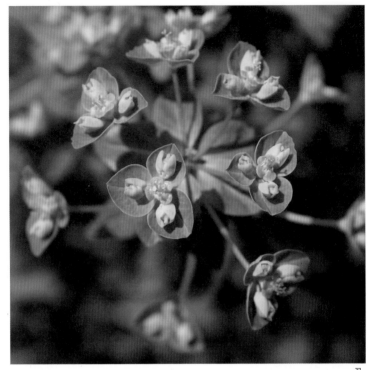

꽃

소변을 잘 나오게 하며 설사를 다스리는 풀

대극

🐾 몸이 약하거나 임산부는 사용하지 않는다.
강한 독성이 있다.

여러해살이풀   *Euphorbia Pekinensis*

● 꽃 : 5~7월 보라색 ● 열매 : 7~8월 ● 이명 : 버들옻, 공거, 홍아대극

● 생약명 : 대극(大戟, 뿌리를 말린 것)

전국의 산과 들 양지바른 풀밭에서 자라는 여러해살이풀. 줄기는 80cm 높이
로 곧게 자란다. 잎은 피침 모양으로 어긋나고 마치 버들잎과 비슷하며 잎을
자르면 옻나무처럼 흰액이 나와 '버들옻'이라고도 한다. 녹황색으로 피는 꽃
은 줄기 끝에서 5갈래로 갈라져 술잔 모양의 꽃차례를 이루며 달린다. 열매는
삭과이고 표면에 자잘한 돌기가 나 있다.

효능 부종, 복수, 복막염, 적취(몸속에 덩이가 쌓여서 응어리진 것), 습창, 해열, 설사, 이뇨작용을 한다. 뿌리는 사지동통, 타박상, 진해제, 소화불량에도 효과가 있다.

성미 맛은 맵고 쓰며 성질은 차고 독성이 있다.

이용부위 뿌리를 약용한다. 어린잎은 나물로 식용한다. 가을에 뿌리를 채취해 햇볕에 말려 이용한다.

용법용량 하루 2~3g을 달이거나 환이나 가루약 형태로 복용한다. 유독성 식물이므로 함부로 섭취하지 않고 반드시 전문가의 처방에 따른다.

유사종 두메대극은 유독성 식물로 한라산 등의 고산지대에서 자라며, 줄기의 잎이 난형이고 비교적 작은 편이다. **붉은대극**은 대극에 비해 잎이 넓다랗다. 암대극은 '바위대극'이라고도 불리며 줄기 아랫부분이 목질화 되고 유독성 식물이다. **흰대극** 역시 유독성 식물로 가을 경에 잎이 촘촘하게 달리면서 붉게 물이 든다. 대극의 종류들은 대부분 잎이나 줄기를 자르면 흰액이 나오고 유독성 식물이다.

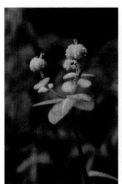

열매

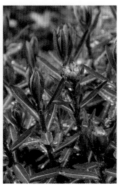

새순

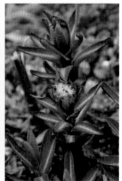

붉은대극의 새순

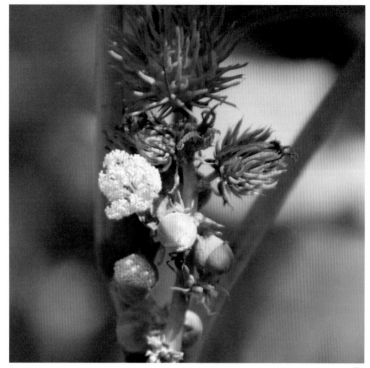

꽃

부종을 내리고 변비를 다스리는 풀

피마자

🔊 임신부, 비위가 허약한 사람,
설사 환자는 금기한다. 독성이 있다.

한해살이풀 　　　　　　　　　　　　　　　　*Prunella vulgaris* var. *lilacina*

● 꽃 : 8~10월 연노란색 ● 열매 : 10월 ● 이명 : 대마자, 양황두, 피마주, 아주까리

● 생약명 : 피마자(蓖麻子, 종자를 말린 것)

열대 혹은 온대지방 원산으로 시골 민가에서 심어 기르는 한해살이풀. 원산
지에서는 여러해살이풀이며, 흔히 '**아주까리**'라는 이름으로 친숙하다. 커다란
잎은 어긋나고 손바닥 모양으로 끝이 뾰족하다. 꽃은 연한 노란색의 총상꽃차
례로 달리며 열매는 삭과로 가시가 있거나 없다. 종자는 타원형이고 짙은 갈
색 점이 있어 마치 새알 모양이며, 특이한 향이 있다.

효능 염증을 제거하고 해독, 종기 옴, 버짐, 소변불통, 편도선염, 부종으로 붓는데, 경부림프절염, 피부염, 변비, 이뇨, 장내적취, 구안와사 등에 사용한다.

성미 맛은 달고 매우며 성질은 평하며 독성이 있다.

귀경 간경, 비경에 작용한다.

이용부위 종자(씨)를 약용하고, 새순이나 어린잎은 나물로 식용한다. 가을에 성숙한 종자를 채취해 겉껍질을 제거하고 햇볕에 말려 이용한다.

용법용량 피마자기름(가열처리한 것)은 설사약으로 한번에 15~30ml씩 복용한다.

TIP

산나물 | 장아찌
새순이나 어린잎을 끊는 소금물로 데쳐 찬물에 우려낸 뒤 나물로 무쳐 먹거나 데친 나물을 서늘한 곳에 말렸다가 냉장보관 후 꺼내서 물에 불렸다가 묵나물이나 기름에 볶아 먹는다.

그 외 장아찌는 잎을 깨끗하게 씻어 소금물에 절였다가 물기를 빼고 양념하여 달인 간장을 부어 보름 정도 묵혔다가 꺼내 먹는다.

제법

끊는 소금물에 씨를 넣어 12시간 정도 끓인 다음 껍데기를 제거하고 짓찧어 쓴다.

민간요법

타박상, 종기, 옴 등에 생것을 짓찧어 환부에 붙이고 변비치료에 특효가 있으나 독성이 강하여 사용에 주의해야 한다. 씨 껍질을 벗기고 갈아서 꿀에 개어 부스럼, 연주창 등에 붙인다.

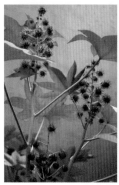

전초

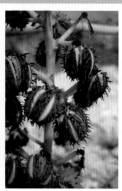

열매

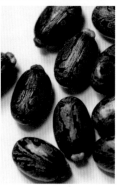

종자

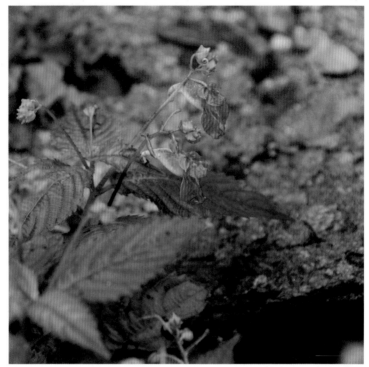

물봉선

항암·결석·해독을 다스리는 풀

물봉선

🐾 **허약한 사람이나 임산부는 복용하지 않는다.**

한해살이풀   *Impatiens textori*

● 꽃 : 8~9월 보라색 ● 열매 : 10월 ● 이명 : 야봉선, 물봉숭
● 생약명 : 야봉선화(野鳳仙花, 전초를 말린 것)

전국의 산지 계곡가, 물가 등 주로 습한 곳에서 자라는 여러해살이풀. 줄기는
40~70cm 높이로 자라고 붉은색을 띤다. 잎은 어긋나고 피침 모양으로 끝이
뾰족하고 가장자리에는 예리한 톱니가 있다. 보라색 혹은 분홍색의 꽃은 가지
윗부분에 봉숭아처럼 고깔 모양으로 달린다. 열매는 삭과로 익으면 팥알 모
양의 씨가 튀어 나온다.

효능 단단한 것을 무르게 하는 효능이 있으며, 청양해독, 타박상, 강장, 적취, 신장결석, 요도결석 등과 줄기는 해독, 종기, 뿌리는 강장, 어혈을 풀어주는 효과가 있다.

성미 맛은 쓰고 성질은 차며 독성이 있다.

귀경 간경, 신경에 작용한다.

이용부위 전초를 약용한다. 여름부터 가을 사이 전초(잎, 줄기, 뿌리)를 채취하여 햇볕에 말려 이용한다.

용법용량 전초 2~3g을 물로 달여 복용한다.

유사종 가야물봉선은 가야산에서 자라는 한해살이풀로, 꽃은 물봉선보다 진한 흑자색을 띤다. **흰물봉선**은 물봉선의 변이처럼 여겨지며 꽃이 흰색으로 핀다. **처진물봉선**은 꽃차례가 처져 달리는 특징이 있고, 꽃은 연한 분홍색을 띤다.

· 벌에 쏘였을 때, 물봉선 액을 환부에 붙인다.
· 말린 뿌리를 1회에 2~3g씩 200cc 물로 달여 복용하면 강장효과와 멍든 피를 풀리게 한다.
· 결석(신장결석, 요로결석)으로 통증이 심할 때 씨앗과 꽃을 술에 담가 두었다가 소주잔으로 한잔씩 복용하면 통증이 사라진다.(결석이 녹아 뜨물처럼 되어 오줌에 섞여 나온다.)

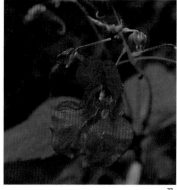

꽃

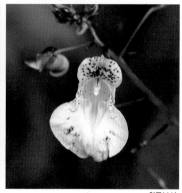

흰물봉선

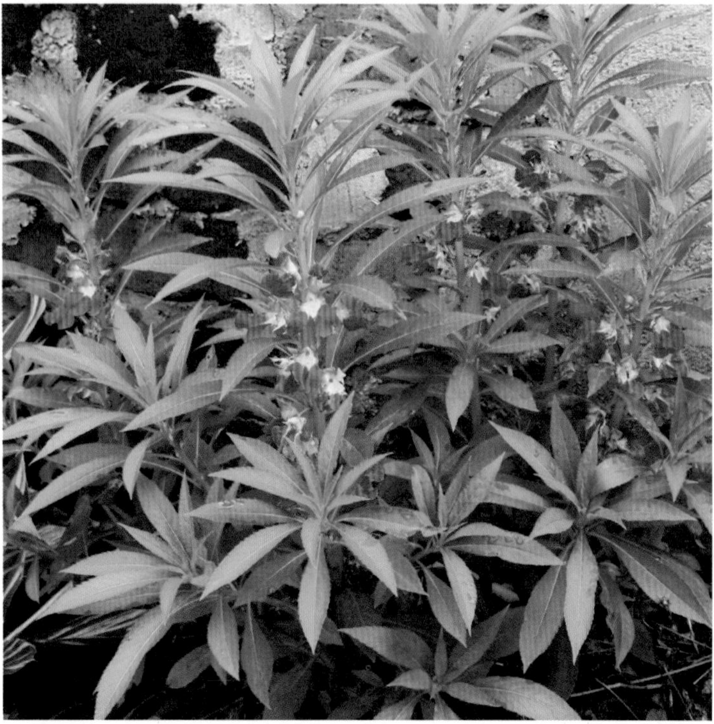

봉선화

뭉친 것을 풀고 통증을 멎게 하는 풀

봉선화

허약한 사람이나 임산부는 복용하지 않는다. 독성이 있다.

한해살이풀 *Impatiens balsamina*

- 꽃 : 6~8월 홍색, 백색, 자색 ● 열매 : 9월 ● 이명 : 봉숭아, 금봉화, 봉사, 봉새
- 생약명 : 급성자(急性子, 씨를 말린 것), 봉선(鳳仙, 전초를 말린 것)

동남아시아 원산으로 '봉숭아'라고도 하며, 화단에 심어 기르는 한해살이풀. 줄기는 높이 40~100cm로 곧게 서고 통통하다. 잎은 어긋나고 밑부분의 마디가 두드러지며 양 끝이 좁고 가장자리에 톱니가 있다. 꽃은 잎겨드랑이 사이에서 1~3개씩 모여 달린다. 열매는 삭과로 타원형에 털이 있고 갈색의 종자로 익는다. 성숙하면 5개로 갈라지면서 탄력적으로 종자가 튀어나온다.

효능 활혈거풍(活血祛風, 관절이 붓고 아픈 것을 치료함), 소종, 지통, 뭉친 것을 풀어 주며, 적취(뱃속에 딱딱한 덩어리가 뭉쳐 있는 것), 해독, 관절염(근골동통), 불임증, 어혈, 신경통, 신장결석, 타박상 등에 효능이 있다.

성미 맛은 맵고 쓰며 성질은 따뜻하고 독성이 있다.

귀경 폐경, 신경에 작용한다.

TIP

손·발톱 물들이기
봉선화를 이용한 손·발톱 등에 물들이는 풍습은 이미 오래 전부터 내려왔다. 꽃과 잎을 짓찧어 소량의 백반과 섞은 뒤 손톱이나 발톱에 얹어 비닐이나 랩으로 싸매어 5~6시간 정도가 지나면 주홍빛으로 예쁘게 물이 든다.

이용부위 전초를 약용으로 이용한다. 가을에 열매가 성숙했을 때 전초를 채취하여 햇볕에 말려 이용한다.

이용방법 약용, 관상용, 염료(잎과 꽃)로 이용한다.

용법용량 전초(잎, 줄기, 뿌리, 꽃)를 3~5g을 물에 달여 복용한다.

민간요법

충독이나 사독을 푸는데 봉선화 잎에서 즙을 내어 바르거나 씨를 가루로 해서 상처에 바르면 효과가 있다. 목구멍에 생선가시가 걸려서 내려가지 않는 것 치료한다. 그외 꽃, 잎, 줄기의 즙을 무좀에 바르기도 한다.

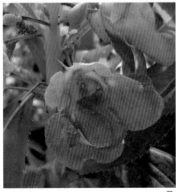
꽃

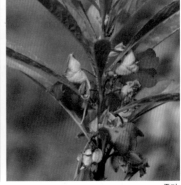
줄기

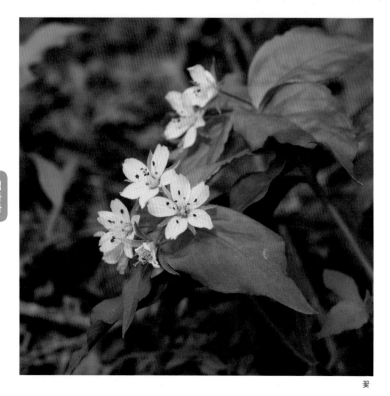

꽃

항암 효과와 인삼과 같은 효능이 있는 풀

개별꽃

🎺 **특별한 부작용은 없다.**

여러해살이풀   *Pseudostellaria heterophylla*

● 꽃 : 4~5월 흰색 ● 열매 : 6~7월 ● 이명 : 들별꽃, 동삼, 해아삼, 동삼
● 생약명 : 태자삼(太子蔘, 뿌리를 말린 것))

산지 계곡가나 비탈진 풀밭에서 모여 자라는 여러해살이풀. 잎은 마주나며, 거꾸로 피침형으로 가장자리가 밋밋하거나 끝이 조금 들어가 있다. 원줄기가 한 두 개씩 나오고 줄지어 털이 돋아나며 꽃은 줄기 끝에 모인 우산 모양의 꽃차례로 핀다. 열매는 삭과에 원형이며 3개로 갈라진다. 방추형 뿌리에서 인삼 맛이 난다 하여 인삼의 아들이란 뜻의 **'태자삼(太子蔘)'**이라고 한다.

효능 원기를 보하고, 진액(津液, 침, 땀 등)을 생성하여 갈증을 없애며, 정신적 피로, 폐와 위를 튼튼하게 한다. 자한(自汗, 저절로 땀이 나는 증상), 건망증, 불면증, 가슴이 두근거릴 때 등에 부작용 없이 인삼과 같은 효능으로 쓴다.

성미 맛은 달고 약간 쓰며 성질은 평하고 독성이 없다.

귀경 폐경, 위경에 작용한다.

이용부위 뿌리를 약용하며, 어린순이나 어린잎을 나물로 식용한다. 가을에 뿌리를 채취해 그늘에 말려 이용한다.

용법용량 하루 5~15g을 물로 달여 3~4회 음용한다.

TIP

산나물 | 약차
봄철 어린순이나 어린잎을 뿌리째 캐어 잘 씻은 뒤 물기를 빼고 양념하여 생채로 먹거나 끓는 물에 데쳐 나물로 먹는다. 약차는 뿌리를 하루 30~50g씩 진하게 달여 보리차처럼 수시로 음용한다.

제법
물에 약 3~5분간 담갔다가 햇볕에 말려 이용한다.

민간요법

· 민간에서 기를 보충하고 위장을 튼튼하게 하며 양기를 좋게 하는 보약으로 쓴다.
· 어린이 신체허약, 권태, 폐와 비장을 보하고, 원기를 보하며, 식욕부진, 정신의 피로를 치료하는 약으로 쓴다.

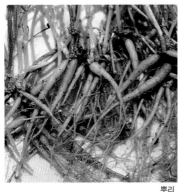

뿌리

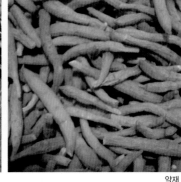

약재

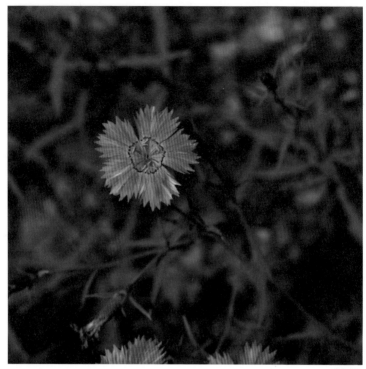

패랭이꽃

결석을 녹이고, 혈액순환에 이로운 풀

패랭이꽃

🖑 선천적으로 원기가 허한 증상이나
임산부는 쓰지 않는다. 유산의 위험이 있다.

여러해살이풀   *Dianthus sinensis*

- ●꽃 : 6~8월 붉은색 ●열매 : 9~10월 ●이명 : 석죽화, 대란, 산구맥, 꽃패랭
- ●생약명 : 구맥(瞿麥, 전초를 말린 것)

산과 들의 건조한 풀밭이나 암석 주변에서 자라는 여러해살이풀. 줄기는 높이
40cm 정도로 자란다. 잎은 마주나고 밑부분에서 합쳐져서 원줄기를 둘러싸
며 줄 모양으로 가장자리가 밋밋하다. 가지 끝에 붉은색 혹은 분홍색의 꽃이
한 송씩 달리고 꽃잎은 5개이다. 열매는 삭과로 익으며 4개로 갈라진다. 꽃 모
양이 옛날 사람들이 쓰던 패랭이 모자를 닮아 붙여진 이름이다.

효능 씨앗은 딱딱한 것을 녹이는 성질이 있고, 소변불통, 질염, 아이들의 기생충, 늑막염, 진통, 두통, 이뇨, 통경, 혈액순환을 원활하게 하는 효능이 있다.

성미 맛은 맵고 쓰고, 성질은 차고 약간의 독성이 있다.

이용부위 전초(잎, 줄기, 열매, 꽃, 뿌리)를 약용한다. 꽃필 때 전초를 채취 햇볕에 말려 이용한다.

용법용량 하루 12~16g을 물에 달여 환이나 가루약 형태로 복용한다.

유사종 술패랭이꽃은 패랭이꽃에 비해 꽃잎의 끝이 술처럼 갈래져 길게 늘어져 핀다. 약성은 패랭이꽃과 비슷하여 통경제나 이뇨제 등으로 쓴다.

민간요법

· 전초(잎, 줄기, 열매)를 달여 생리불순, 자궁염, 눈병, 피부미용에 이용한다.
· 씨앗(구맥자, 瞿麥子)는 이뇨, 통경제로 부종, 신장결석, 요로감염, 방광염, 방광결석, 신장염 등에 쓰는데, 하루 5~8g을 물 1리터에 넣어 물이 반쯤이 될 때까지 달여서 그 물을 하루 3회 나누어 음용한다.

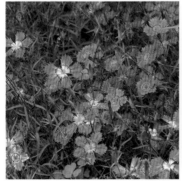

패랭이꽃 군락

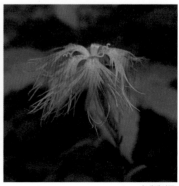

술패랭이꽃

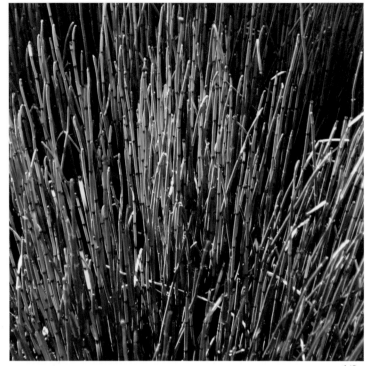

속새

간질환·항암·시력회복에 이로운 풀

속새

 기혈이 허한 환자는 복용에 주의해야 한다.
독성이 있으므로 간이 손상 받을 수 있다.

상록성 양치식물 여러해살이풀   *Equisetum hyemale*

- 포자낭 : 4~5월 원추형 ● 이명 : 목적초, 좌초, 절절초, 절골초
- 생약명 : 목적(木賊, 전초를 말린 것)

높은 산 계곡가나 나무 그늘 아래서 자라는 늘푸른 여러해살이풀. 땅속줄기는
옆으로 벋으면서 모여난다. 속이 비어 있는 줄기는 원통형이고 여러 개의 이
빨 모양의 홈이 있으며, 관절상의 마디를 가지고 있다. 포자낭 이삭은 줄기의
윗 끝에 달리고 원뿔 모양이며, 녹갈색에서 황색으로 변한다. 포자낭수는 줄
기 끝에 달린다. 보통 지상부 줄기를 약용한다.

효능 항염증작용이 있어 간경변이나 만성간염, 대장염, 인후염 등을 다스리고, 항암(위암, 간암), 풍열로 인한 백태나 눈꼽, 신장, 방광질환, 이뇨작용과 지혈작용이 강하다. 시력증진, 신장성질환, 간의 해독, 지혈, 탈항, 외상출혈, 악성종기, 급성이질, 요실금 등을 다스린다.

성미 맛은 달고 쓰며 성질은 평하며 약간의 독성이 있다.

귀경 폐경, 간경, 담경에 작용한다.

이용부위 전초를 말린 것을 약용한다. 9~11월 전초를 채취하여, 뿌리를 제거하고 그늘에 말려 이용한다.

용법용량 전초 5~10g을 물로 천천히 물에 달이거나, 환 또는 산재로 빻아 복용한다.

민간요법

민간에서는 치질, 안과질환(시력이 떨어지거나, 눈물이 자주 흐를 때) 등에 전초를 물에 달여 자주 눈을 씻어주는 세척 약과 류마티스성 관절염의 통증 제거, 땀내기 약 등으로 사용해왔다. 그 외 악성종기나 탈항 등에 말린 약재를 빻아 환부에 뿌린다.

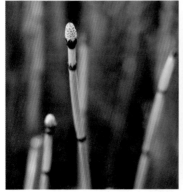
포자낭수

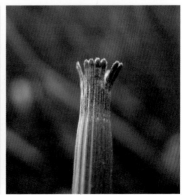
마디 부분

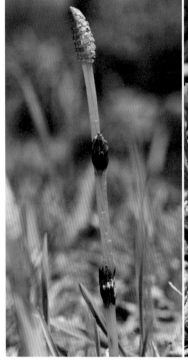

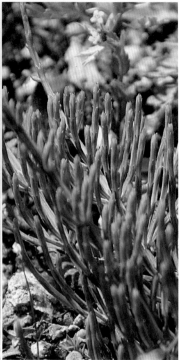

생식경(뱀밥)   영양줄기

혈압을 내리고 지혈에 효과가 있는 풀

쇠뜨기

🐾 과용하거나 변질된 상품을 사용하면 부작용이 일어난다.

양치식물 여러해살이풀   *Equisetum arvense*

● 포자낭 : 3~5월 갈색 ● 이명 : 쇠띠기, 문형, 필두채, 뱀밥

● 생약명 : 문형(問形, 전초를 말린 것)

전국의 산과 들 양지바른 풀밭에서 자라는 여러해살이 양치식물. 녹색의 잎(영양줄기)은 돌려나고 가지는 빽빽이 돌려난다. 마디에 비늘 같은 잎집이 돌려 달리며, 생식줄기는 육질이고 포자낭 이삭은 생식줄기 끝에 1개가 달리는데 모양은 둥글다. 이른 봄에 생식경(꽃)이 먼저 나와 뱀의 대가리 모양으로 포자가 형성되는데, 이를 **'뱀밥'**이라 하여 식용한다.

효능 혈압강하, 심장수축력증가, 지혈제, 소변을 잘 나가게 하며, 탈모예방, 이담, 항염작용, 여드름, 땀띠 제거, 알레르기성질환 개선, 신장염, 습진, 치질출혈, 해수를 멈추며 납(중금속)을 배출시키는 효능이 있다.

성미 맛은 쓰고 달며 성질은 차고 독성이 없다.

귀경 간경, 신경에 작용한다.

이용부위 전초를 잘게 썰어 약용한다. 생식경은 식용, 영양경은 약용한다. 여름에 줄기를 채취해 그늘에 말려 이용한다.

용법용량 전초 10g을 달여 복용한다.

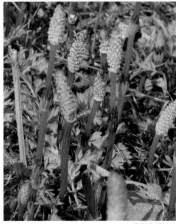
새싹인 생식경

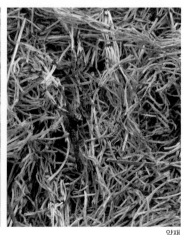
약재

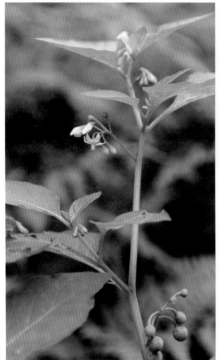

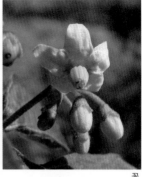
꽃

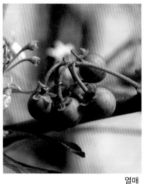
열매

전초

열을 내리고 독을 풀어주는 풀

까마중

🌿 유독성 식물이므로 주의하며, 열매가 익을수록
독성이 약해진다. 적당량을 섭취한다.

가지과 | 한해살이풀　　　　　　　　　　　　　*Solanum nigrum*

● 꽃 : 5~7월 흰색　● 열매 : 7~10월　● 이명 : 먹달, 고규, 깜두라지
● 생약명 : 용규(龍葵, 전초를 말린 것)

길가나 들판, 야산에서 자라는 한해살이풀. 잎은 어긋나고 밋밋하며 가장자리
에 부드러운 물결 모양의 톱니가 있다. 꽃은 줄기의 마디와 마디 사이에서 별
모양으로 하얗게 피고, 중앙에 약간 길쭉한 노란색의 꽃술이 총상꽃차례로 달
린다. 열매는 콩처럼 둥글고 여러 개가 달리는데 처음에는 푸르다가 익으면
윤기 없는 검은색으로 변하며, 독성이 있다.

효능 열을 내리고, 독을 풀며, 피를 활성화시키고, 종기를 가라앉힌다. 아토리피부염, 통증 제거, 만성기관지염, 급성신장염, 편도선염, 종기, 다친 곳에 독이 올랐을 때, 타박상, 설사, 고혈압, 황달 등에 쓴다.

성미 맛은 달며 쓰며 성질은 차며 독성이 있다.

이용부위 전초(줄기, 뿌리, 열매)를 약용한다. 가을에 전초를 채취하여 그늘에 말려 이용한다.

용법용량 하루 20~40g을 물로 달여서 복용한다.

TIP

효소

줄기와 잎을 깨끗한 물에 씻어 물기를 빼고 잘게 썬 후, 설탕과 1:1로 버무려 서늘한 곳에 3~4개월가량 숙성하되, 자주 뒤집어준다. 건더기를 건져내고 다시 6~12개월가량 발효시켜 미지근한 물에 1:10으로 희석하여 음용한다.

· 독성이 있으므로 복용할 때는 반드시 달여서 소량만 사용한다.
· 밤에 먹으면 잠이 오지 않으므로 낮에만 복용한다.
· 열매는 약간 단맛이 나지만 독성 때문에 날로 먹지 않는다.

민간요법

· 타박상을 입어 아플 때, 종기에 독이 올랐을 때, 말린 뿌리를 가루로 내어 바른다.
· 갑자기 목이 아프고 심하게 부었을 때, 이가 쑤시고 아플 때, 심한 기침 가래에 말린 열매를 달인 물로 입 안을 헹구어 낸다.
· 종기가 곪지 않고 아플 때, 타박상으로 인한 염증에 뿌리째 캐어 말린 줄기를 가루로 내어 바른다.

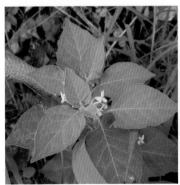
잎

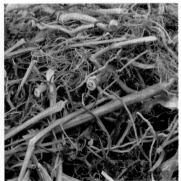
약재

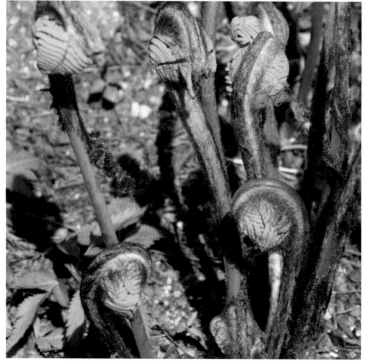

새순

신경통과 지혈효과가 뛰어난 풀

고비

🐚 **과다 복용하면 양기가 쇠약해지는 부작용이 있다.**

고비과 양치식물 | 여러해살이풀   *Osmunda japonica*

● 포자기 : 3~5월 ● 포자 : 9~10월 ● 이명 : 고베기, 고비나물, 광동태
● 생약명 : 자기(紫萁, 뿌리줄기를 말린 것)

전국의 산지, 냇가 주변, 들판의 풀밭에서 자라는 여러해살이 양치식물. 뿌리줄기는 덩이뿌리로 짧고 굵으며, 잎이 뭉쳐난다. 주먹 모양의 뿌리줄기에서 여러 개의 대가 나온다. 잎은 삼각상의 넓은 난형으로 깃꼴겹잎이다. 잎자루는 원기둥 모양이고 단단하며 광택이 나고 노란색를 띠며 처음에는 붉은 갈색의 솜털로 덮인다.

효능 구충, 해열, 지혈, 혈변, 뿌리줄기는 목과 등이 뻐근하고 피부발진에, 줄기와 잎은 인후통, 뿌리는 이뇨제, 부종, 신경통, 허리와 무릎이 저리고 다리에 힘이 없을 때 달여 마신다.

TIP

산나물
봄에 연한 새순을 삶아서 찬물에 우려내어 떫은맛을 우려낸 뒤 나물로 먹거나, 냉장 보관하여 묵나물로 무쳐 먹는다.

성미 맛은 떫고 성질은 차다.

귀경 소장, 대장경에 작용한다.

이용부위 뿌리줄기를 약용하고, 어린줄기는 나물로 식용한다. 봄과 여름에 전초를 채취해서 말려서 이용한다.

용법용량 전초 10g을 달여 복용한다.

유사종 꿩고비 잎은 짙은 녹색빛으로 모여 나고 깃꼴 모양으로 갈라지며 쪽잎은 다시 깃꼴처럼 갈라진 뾰족한 버들잎 모양이다. **음양고비**는 꿩고비에 비해 밝은 녹색이며 작은잎 가장자리는 잔톱니가 있을 뿐 깃꼴로 갈라지지 않는다.

민간요법

· 임질, 각기, 무릎, 허리 등의 관절이 아플 때에는 잎을 달인 즙으로 찜질을 하거나 환부에 바르면 효과가 있다.
· 고비는 속을 편안하게 하고 대, 소장을 청결하게 하며 이뇨, 부종 등에 효과가 있다.

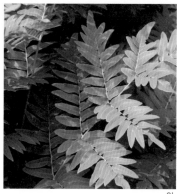

잎

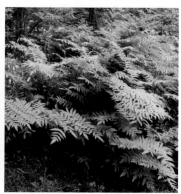

전초

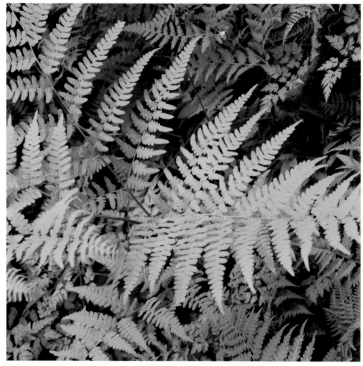

전초

열을 내리고 뼈를 튼튼하게 하는 풀

고사리

🌿 과량 섭취할 경우 비타민 B1 결핍증인 각기병에 걸릴 수 있다.

고사리과 양치식물 | 여러해살이풀   *Pteridium aquilinum* var. *latiusculm*

- 이명 : 궐, 용두채, 고사리나물
- 생약명 : 궐채(蕨菜, 어린순을 말린 것) 궐분(蕨粉, 뿌리줄기를 말린 것)

전국의 산지나 풀밭 양지바른 곳에서 자라는 여러해살이 양치식물. 뿌리줄기는 굵고 땅속을 길게 기며 어린부분에는 갈색의 털이 있다. 잎은 삼각상의 난형으로 3회 깃꼴이며, 포자낭군은 잎 가장자리를 따라 붙는다. 윗면은 녹색이며 뒷면은 색이 연하고, 끝은 짧고 뾰족하다. 잎자루는 곧게 서며 굵고 털이 없으나, 기부(基部) 부근은 어두운 갈색을 띤다.

효능 성질이 차가워 열을 내리고, 독을 풀며, 피를 활성화시키고 종기를 가라앉힌다. 오래전부터 면역력 강화에 효능이 있어 각종 질병 예방과 통증을 없애거나, 만성기관지염, 급성신장염, 편도선염, 다친 부위에 독이 올랐을 때, 타박상,

TIP

산나물
새순을 삶아 찬물에 우려내어 나물이나 찜, 볶음으로 해먹기도 하고, 말려서 냉장 보관하여 묵나물로 이용하기도 한다.

설사, 고혈압, 황달 등에도 사용한다. 그 외 칼슘과 단백질이 풍부하여 뼈를 튼튼히 하는 작용을 한다.

성미 맛은 달며 쓰며 성질은 차며 약간의 독성이 있다.

이용부위 전초(줄기, 뿌리, 열매)를 약용하고, 순을 나물로 식용한다. 가을에 전초를 채취하여 그늘에 말려 이용한다. 보통 3~4월 생 고사리를 채취한 후에 반나절가량을 말려 삶아서 사용하고, 말린 고사리는 물에 2~3시간 불린 후에 삶아서 사용해야 고사리 특유의 식감을 맛볼 수 있다.

용법용량 하루 20~40g을 물로 달여서 복용한다.

민간요법
· 뿌리를 태운 재를 기름에 개어 뱀이나 벌레가 물린 곳에 바른다.
  (전초는 상처를 아물게 하며, 치질성 출혈, 정신병에 쓰인다.)
· 고사리는 생으로 먹지 않고 장시간 물에 담그거나 삶아 먹었다.

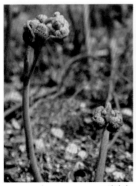

고사리 순

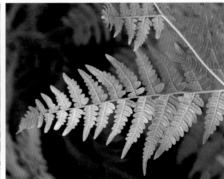

고사리 잎 뒷면

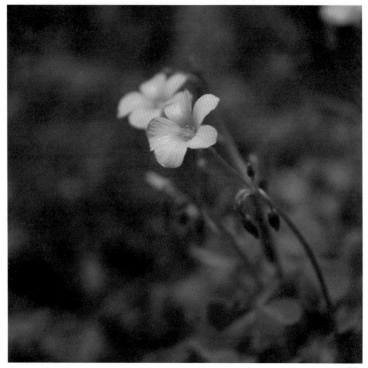

전초

해독작용과 종양에 효과가 있는 풀

괭이밥

🐚 소량을 복용한다.
수산이 있어 신맛이 나고 소화에 영향을 준다.

국화과 | 여러해살이풀   *Oxalis corniculata*

● 꽃 : 4~8월 노란색 ● 열매 : 7~10월 ● 이명 : 괭이밥풀, 신장초, 시금초, 산거초

● 생약명 : 초장초(酢漿草, 전초를 말린 것)

길가의 풀밭이나 논둑, 밭둑에서 흔히 자라는 여러해살이풀. 뿌리는 딱딱하고 잔털이 많다. 줄기는 10~30cm 높이로 자란다. 잎은 어긋나고 긴 잎자루 끝에 하트 모양의 3출엽으로 퍼져 자라고 가장자리에 톱니가 있으며, 가장자리와 뒷면에 약간의 털이 있다. 꽃은 잎겨드랑이에서 나온 꽃대 끝에 노란색으로 핀다. 열매는 삭과로서 원주형이다. 속에 많은 씨앗이 들어 있다.

효능 해독, 살균, 동맥경화, 설사, 이질, 목 안이 붓고 아플 때, 부스럼, 잎의 즙은 방부제로, 종양, 궤양성 피부병에 효과가 있다.

성미 맛은 시며 성질은 차다.

이용부위 전초를 약용한다. 7~8월경 전초를 채취하여 그늘에 말려 이용한다.

용법용량 전초 5~10g을 물에 달여 복용한다.

TIP

효소

채취한 잎을 깨끗한 물에 씻어 물기를 빼고 설탕과 1:1의 비율로 버무려 3~4개월가량 숙성시킨 뒤, 건더기를 건져내고 다시 6~12개월 동안 발효시켜 미지근한 물에 타서 음용한다.

· 말린 약재를 1회에 3~5g씩 0.5리터의 물에 달여 복용한다. (생즙을 내어 복용 해도 같은 효과가 있다).

민간요법

여름이나 가을에 피부에 열이 나고 아픈 창절(피부에 얇게 생긴 헌 부위)이 발생하면 향유, 금은화(인동)와 함께 끓여 내복하거나 외용한다.

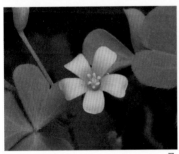

꽃

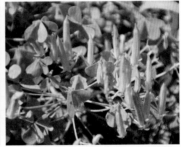

열매

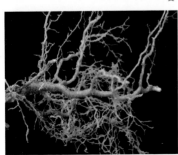

뿌리

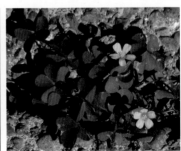

괭이밥 붉은색종

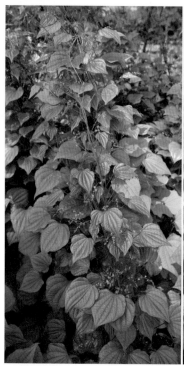
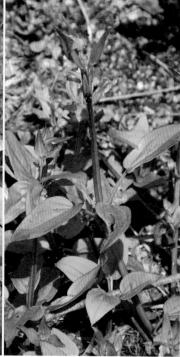

꼭두서니   어린잎

결석을 녹이며 혈액순환을 돕는 풀

꼭두서니

🌱 비위가 허한 사람은 복용하지 않는다.

꼭두서니과 | 덩굴성 여러해살이풀   *Rubia akane*

● 꽃 : 7~8월 연한 노란색 ● 열매 : 10월 ● 이명 : 천근, 과산룡, 혈견수
● 생약명 : 천초근(茜草根, 뿌리를 말린 것)

산지의 풀밭에서 자라는 여러해살이풀. 뿌리는 주황색으로 여러 개가 있다.
원줄기는 네모지고 줄기 능선에 가시털이 있다. 잎은 심장형이며 4개씩 돌려
난다. 잎자루와 뒷면의 잎맥에도 잔가시가 나 있고 끝이 뾰족하다. 꽃은 줄기
끝과 잎겨드랑이에서 나온 긴 꽃대에 원뿔 모양의 꽃차례로 연한 노란색의 꽃
이 핀다. 열매는 둥글며, 검은색으로 익는다.

효능 냉혈지통(涼血止血), 활혈거어(活血祛瘀, 혈을 활성화시켜 어혈을 제거), 신장과 방광의 결석을 녹인다. 관절염, 부종, 입 안의 염증, 편도선염, 기침을 멈추게 하며, 가래를 제거하는 효능이 있다. 뿌리를 황달, 지혈, 토혈, 요혈, 통경, 해열, 강장, 정혈, 풍습 등의 약으로 쓰며, 염료제로도 사용하고 있다.

성미 맛이 쓰고 성질은 차며 독성은 없다.

귀경 심경, 간경, 비경, 위경에 작용한다.

이용부위 뿌리를 약용하며, 가을에 뿌리와 전초를 채취하여 햇볕에 말려 이용한다. 술을 담그기도 한다. 한 때 식약처에서 색소 첨가물 '꼭두서니'의 신장암 유발 가능성을 발표한 바 있어 주의가 필요하다.

용법용량 전초 5~10g을 물에 달여 복용한다.

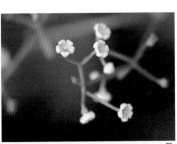

꽃

> **민간요법**
> 가을에 검은색으로 익는 꼭두서니 열매를 달여서 먹으면 효과가 있다(부인의 경수가 잘 나오지 않을 때). 열매 말린 것 20~30알을 1일분으로 하여 달여서 먹으면 월경불순에도 효과가 있다.

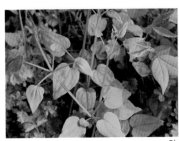

잎

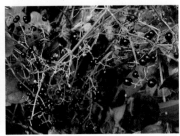

열매

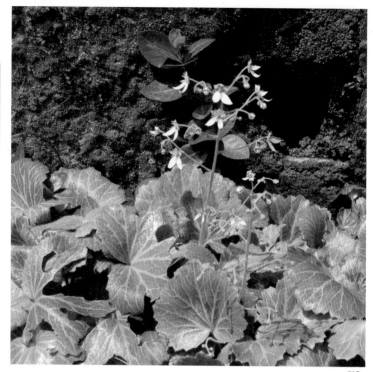

전초

열을 내리고 기침을 멈추게 하는 풀

바위취

🐚 약간 독성이 있으므로 복용에 주의를 요한다.

범의귀과 | 여러해살이풀   *Saxifraga stolonifera*

- 꽃 : 5~7월 보라색 ● 열매 : 7~8월 ● 이명 : 동이초, 석하엽, 등이초, 범의귀
- 생약명 : 호이초(虎耳草, 생잎을 말린 것)

동아시아 원산으로 늘푸른 잎을 가진 여러해살이풀. 주로 관상용으로 심어기르기도 한다. 기는줄기로 끝에서 새싹을 낸다. 잎은 신장형으로 가장자리에 치아 모양의 톱니가 있으며, 잎 표면에는 흰 얼룩무늬가 있고, 전체에 털이 있다. 꽃은 초여름에 흰색의 꽃이 피며, 잎 모양이 호랑이의 귀를 닮았다고 하여 '범의귀' 또는 '호이초(虎耳草)' 등으로도 부른다.

효능 화상, 동상, 백일해, 해열, 해독, 신장병, 기침, 감기, 자궁출혈, 두드러기, 습진, 해수에, 잎은 종기, 화상, 치질, 귓병 등에 쓴다. 그 외 염증을 삭히고 위와 장을 튼튼하게 해주는 효능이 있다.

성미 맛은 쓰고 매우며 성질은 차고 약간의 독성이 있다.

TIP

산나물

봄에 새순이나 어린잎을 채취하여 끓는 물에 데쳐 찬물로 씻은 뒤 물기를 제거하고 나물로 무쳐 먹거나, 쌈으로 먹는다. 그 외 밀가루를 입혀 튀김으로 먹기도 한다.

이용부위 전초를 약용하며, 어린순이나 어린잎을 나물로 식용한다. 여름에 전초를 채취하여 그늘에 말려 이용한다.

용법용량 전초 10~15g을 물에 달이거나 즙으로 복용한다. 참고로 습진이나 화상 등에는 줄기와 잎을 짓찧어 생즙을 바르고, 치질이나 동상 등에는 잎, 줄기를 물에 달여 환부에 수시로 담그면 좋다.

민간요법

· 열이 나거나 감기로 인한 기침에 생 호이초를 짓찧어 즙을 내어 한 번에 10㎖씩 하루 3회 복용한다.
· 독을 풀고 열을 내리며 염증을 없애는 작용이 뛰어나서 감기, 기침, 인후염, 비염, 축농증, 중이염 등에 달여서 먹는다.

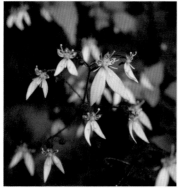

꽃

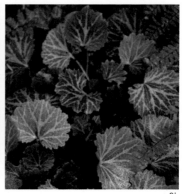

잎

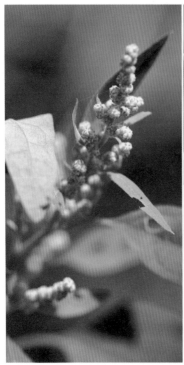

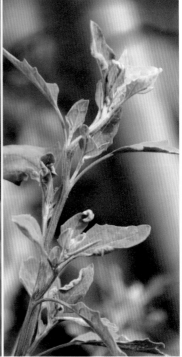

흰명아주꽃

좀명아주

신경안정과 가려움증을 다스리는 풀

명아주

🔊 알레르기에 주의하여야 한다. 잎 앞면에 붙어 있는
흰 분가루를 손으로 비벼 털어 낸 후 말려야 한다.

명아주과 | 여러해살이풀

Chenopodium album var. centrorubrum

● 꽃 : 6~9월 황록색 ● 열매 : 8~9월 ● 이명 : 연지채, 붉은잎쟁이, 능쟁이, 장이
● 생약명 : 여채(藜菜, 잎을 말린 것)

전국의 들판에서 자라는 한해살이풀. 줄기는 60~150cm로 곧게 서며 세로로
난 녹색 줄이 있다. 잎은 어긋나고 삼각상 난형이며 가장자리에 물결 모양의
불규칙한 톱니가 있다. 꽃은 잎겨드랑이에 달리는 이삭 모양의 꽃차례로 줄기
끝에 모여 핀다. 열매는 꽃받침으로 싸인 포과로 검은 종자가 들어 있다. 흔히
보는 보통 것은 어린잎이 흰색의 물질로 덮이는 '**흰명아주**'이다.

효능 가려움증, 외상, 충상(벌레로 인한 상처), 이질, 습진, 신경쇠약, 류마티스, 건위, 천식, 강장, 설사, 살충작용에 쓰인다.

성미 맛은 달고 성질은 평하며 약간 독성이 있다.

귀경 간경, 위경에 작용한다.

이용부위 전초를 말려 약용하고, 어린잎은 나물로 식용한다. 봄에 어린 전초를 채취하여 햇볕에 말려 이용한다.

TIP

산나물
어린잎이나 연한 잎을 따서 흰가루를 제거한 뒤 소금을 넣은 끓는 물에 데쳐 물기를 빼고 나물로 무쳐 먹거나 삶은 나물을 냉장 보관하여 묵나물로 먹으면 콜레스테롤을 낮추고 다이어트에 효과적이다.

· 생즙은 일사병과 독충에 물렸을 때 쓴다.

이용방법 어린순이나 어린잎을 나물로 먹는다. 흰명아주의 어린잎도 산나물로 식용할 수 있다. 명아주대로 만든 지팡이를 '청려장'이라 하여 사용하는데 가볍고 단단한 특성을 갖고 있다.

용법용량 전초 15~30g을 물에 달여 복용한다.

민간요법

· 독충에 의한 교상(咬傷)을 치료한다.(15~30g을 달여 복용한다).
· 전초를 달인 물에 5회 이상 환부를 닦는다.(습진, 옴)
· 전초 40g에 물 1.2ℓ을 넣고 1/2 정도로 달여 아침 저녁으로 복용한다.(이질)

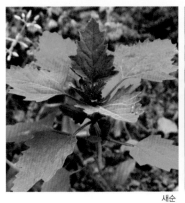

새순

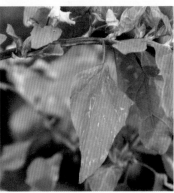

좀명아주 잎

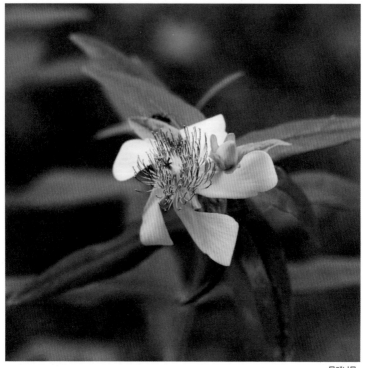

물레나물

천연 항생제로 출혈을 멎게 하는 풀

물레나물

🔄 독성물질이 있으나 사람이
먹어서 중독되지는 않는다.

물레나물과 | 여러해살이풀   *Hypericum ascyron*

● 꽃 : 6~8월 노란색   ● 열매 : 9~10월   ● 이명 : 한연초, 소연교, 매대채
● 생약명 : 홍한련(紅旱蓮, 잎과 줄기를 말린 것)

전국의 산과 들에서 자라는 여러해살이풀. 잎은 마주나고 피침형이며 끝이 뾰
족하다. 줄기는 모가 나 있고 꽃잎은 바람개비처럼 한쪽 방향으로 휘어서 마
치 물레 같이 보인다. 꽃은 가지 끝에서 노란색의 꽃이 3~10송이 정도 차례로
핀다. 열매는 난형의 삭과로 가을에 익는데, 자잘한 씨앗들이 많이 들어 있다.

효능 식물성 천연 항생제로 지혈, 부종, 고혈압에, 전초를 부스럼, 연주창에, 열매는 피부질환, 입안 염증, 피부병, 상처, 궤양, 유선염, 편도염, 중이염, 화상, 뾰루지, 곪은 데, 축농증(내성에 의한 염증성 질환) 등에 탁월한 효과가 있다.

성미 맛은 약간 쓰고, 성질은 차고 독성은 없다.

이용부위 전초(잎과 줄기)를 약용한다. 가을에 전초를 채취하여 햇볕에 말려 이용한다.

용법용량 전초 5~10g을 물에 달이거나, 약술로 복용한다.

민간요법

물레나물의 잎과 꽃, 덜 익은 열매를 채취하여 말린 후, 가루를 만들어 가루 1kg에 물 8ℓ를 넣고 달여 복용한다. 물레나물을 달인 물을 바르거나 몸을 씻고 몸 속에서 생긴 염증에는 달인 물을 조금씩 마신다.

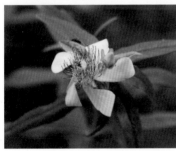

꽃

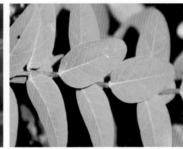

잎

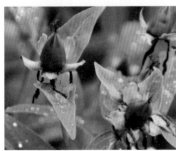

덜익은 열매

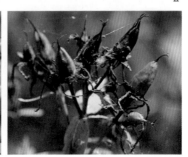

익은 열매

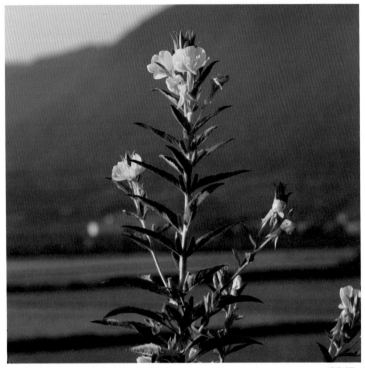

달맞이꽃

당뇨병·고지혈·비만증에 효과가 있는 풀

달맞이꽃

🔸 과다 복용시 설사나 복통을 유발할 수 있다.

바늘꽃과 | 두해살이풀 　　　　　　　　　*Oenothera biennis*

● 꽃 : 6~10월 노란색　● 열매 : 7~8월　● 이명 : 야래향, 월하향(月下香)
● 생약명 : 월견초(月見草, 뿌리를 말린 것), 월견자(月見子, 씨앗을 말린 것)

남미 원산으로 풀밭, 강가나 해변가, 밭둑에서 자라는 두해살이풀. 줄기는
30~120cm 높이로 자라고 주로 뿌리와 씨앗을 약용한다. 어긋난 잎은 거꾸로
된 피침형에 끝이 뾰족하고 가장자리에 얕은 톱니가 있으며, 전체에 짧은 털
이 난다. 저녁에 피기 시작하여 한 꽃은 밤새 생생하게 피어 있다가 아침에 햇
볕을 받으면 시들해진다. 열매는 긴 타원형의 삭과로 익는다.

효능 감기, 인후염, 당뇨병, 비만증, 기관지염, 고혈압, 해열, 위장병, 소화불량, 당뇨병, 뿌리는 근골을 강하게 신경통이나 관절염, 뼈가 약해지거나 부러졌을 때, 종자는 고지혈증에 이용한다.

성미 맛은 달고 성질은 따뜻하고 독성이 없다.

이용부위 어린잎과 뿌리를 약용 또는 식용한다. 가을에 뿌리를 채취해서 그늘에 말려 이용한다.

용법용량 뿌리 5~30g을 물에 달여 복용한다.

유사종 큰달맞이꽃은 달맞이꽃보다 키도 크고 꽃도 훨씬 크며, 특히 암술이 수술보다 길다. **애기달맞이꽃**는 달맞이꽃에 비해 체구가 작고 줄기가 땅위를 기듯이 자란다.

민간요법

· 종자의 기름은 당뇨병, 고혈압, 비만증에 효과가 있으며, 말린 약재를 1회에 6~12g씩 200cc의 물로 달여서 복용한다.
· 피부염에는 생잎을 짓찧어서 환부에 붙이거나 또는 말린 약재를 가루로 빻아 기름으로 개어서 바른다.

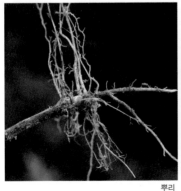

뿌리

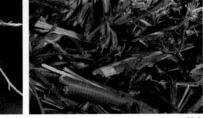

약재

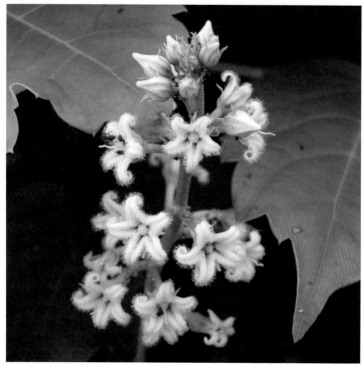

박주가리

정기를 보하고 종기를 치료하는 풀

박주가리

🐚 줄기와 잎에서 나오는 유액에 독성이 있다.

박주가리과 | 덩굴성 여러해살이풀   *Metaplexis japonica*

- 꽃 : 7~8월 연한 보라색 ● 열매 : 10월 ● 이명 : 진등, 마근, 박덩굴, 박조가리
- 생약명 : 나마자(蘿藦子, 열매를 말린 것), 나마(蘿藦, 지상부를 말린 것)

전국의 산기슭이나 들판에서 자라는 덩굴성 여러해살이풀. 줄기는 가늘고 덩굴져 자란다. 마주나는 잎은 긴 심장형으로 끝이 뾰족하고 가장자리가 밋밋하다. 꽃은 잎겨드랑이에서 나온 연한 보라색의 꽃이 털옷처럼 총상꽃차례로 달리며, 화관은 종 모양이다. 열매는 난형의 골돌이며 익으면 흰색 털이 달린 씨를 날린다. 줄기와 잎을 자르면 흰색의 유액이 나온다.

효능 정기를 보하며, 강정강장, 각혈, 지혈, 장출혈, 두드러기, 종기, 전염성 피부병, 독충에 물었을 때 해독의 효능이 있다.

성미 맛은 달고 매우며 성질은 따뜻하며 약간의 독성이 있다.

> **TIP**
> **산나물**
> 봄에 새순이나 어린잎을 끓는 물에 데쳐 찬물에 우려낸 뒤 물기를 제거하고 나물로 무쳐 먹는다.

이용부위 전초, 열매를 약용하고, 어린순이나 어린잎은 나물로 식용한다. 여름에 전초를 채취해서 햇볕에서 말린다.

용법용량 전초, 열매, 뿌리 15~50g을 물로 달이거나 가루내어 환부에 바른다.

민간요법

외용약으로 쓸 때는 신선한 것을 짓찧어서 붙인다. 열매는 출혈을 멈추며 새살을 돋게 한다.

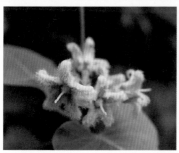
꽃

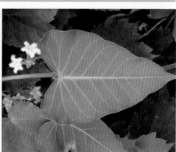
잎

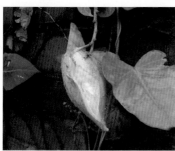
벌어진 열매

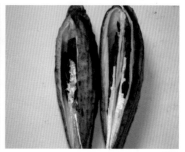
씨앗

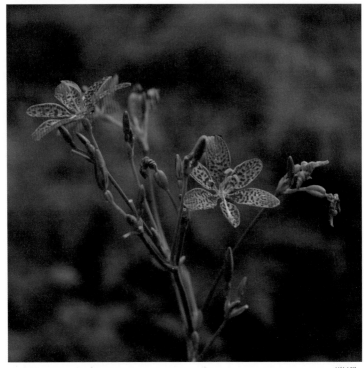

범부채

열을 내리고, 담을 삭여주는 풀

범부채

〰️ 비위가 허한 사람, 임산부는 쓰지 않는다.
설사를 유발한다.

붓꽃과 | 여러해살이풀   *Belamcanda chinensis*

● 꽃 : 6~7월 황적색 ● 열매 : 10월 ● 이명 : 호선초, 편축란, 산포선, 금호선, 금호접
● 생약명 : 사간(射干, 뿌리를 말린 것)

주로 심어 기르며 산과 들에서 드물게 자라는 여러해살이풀. 뿌리는 덩어리가
불규칙하게 갈라져 있고 줄기는 곧게 서며 위쪽에서 가지가 갈라진다. 잎은
칼 모양에 2줄로 마주나며, 끝이 뾰족하다. 가지 끝에 달리는 꽃은 모인 우산
모양의 꽃차례로 황적색으로 핀다. 화피에 바탕에 호피무늬 반점이 있어 범부
채라고 한다. 열매는 난형의 삭과로 갈색으로 익으며 씨는 검다.

효능 열을 내리고 독을 풀며 담을 삭이고 어혈을 없앤다. 뿌리줄기는 해독, 소염, 진해, 편도선염, 진통, 진경, 해열, 혈압강하, 목안이 붓고, 구취, 부스럼, 기관지염, 기관지 천식에 쓰인다.

성미 맛은 쓰고 매우며, 성질은 차고 약간의 독성이 있다.

귀경 폐경, 비경, 간경에 작용한다.

이용부위 뿌리를 약용한다. 가을, 봄에 뿌리줄기를 햇볕에 말려 이용한다.

용법용량 뿌리 5~10g을 물에 달여 복용한다.

TIP

산나물
봄에 어린잎을 채취하여 끓는 물에 살짝 데쳐 찬물에 우려낸 뒤 물기를 제거하고 나물로 무쳐 먹는다.

민간요법

외용으로 쓸 때는 가루내어 목안에 불어넣거나 가루를 개어 붙인다. 치주염에 뿌리를 물에 진하게 우려내어(하루 10g 정도) 입 안에 머금어 헹구면 소염효과를 볼 수 있다.

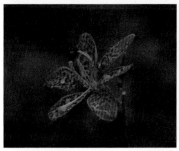

꽃

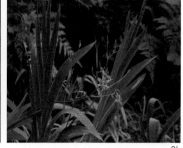

잎

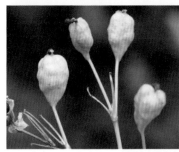

벌어지기 전 열매

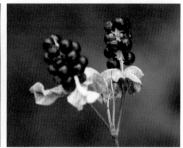

익은 열매

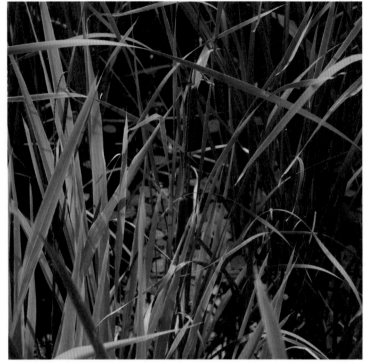

부들

혈액순환 촉진과 어혈을 제거하는 풀

부들

🎵 설사를 자주하는 사람과 임산부는 복용하지 않는다.

부들과 | 여러해살이풀   *Typha orientalis*

- 꽃 : 6~8월 노란색 ● 열매 : 10월 ● 이명 : 포초, 포채, 향포, 갈포
- 생약명 : 포황(蒲黃, 꽃가루를 건조한 것)

연못이나 습지에서 자라는 여러해살이풀. 뿌리줄기는 땅속에서 옆으로 벋으며, 흰색의 수염뿌리가 많이 나 있다. 줄기는 곧게 서며 100~200cm 높이로 자란다. 잎은 어긋나게 달리고 줄기를 감싸며 줄 모양이다. 꽃은 줄기 끝에 황갈색의 살이삭 모양의 꽃차례로 핀다. 열매는 갈색의 타원형이다. 부들은 꽃가루 받이가 일어날 때 부들부들 떨기 때문에 붙여진 이름이다.

효능 혈액순환을 촉진시키며, 어혈(瘀血)을 제거하고, 통변, 이뇨작용, 자궁출혈, 월경과다, 외상으로 출혈이 있을 때, 화상 등을 치료하며, 치질, 대하증, 음낭습진 등에 이용한다.

성미 맛은 달고 성질은 평하다.

이용부위 꽃가루를 약용한다. 꽃이 필무렵, 꽃대를 잘라 꽃가루를 털어 낸 후, 햇볕에 말려 이용한다.

용법용량 꽃가루 5~10g을 물에 달이거나 환제 또는 가루약으로 복용한다.

유사종 꼬마부들은 부들에 비해 체구가 작고(0.1~1.5미터 정도), 줄기도 부들과 비교하여 많이 가늘다. 한방에서는 부들과 같이 '포황(蒲黃)'이라 하여 같은 약재로 취급한다.

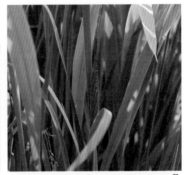

꽃

민간요법

꽃가루는 철저하게 건조시켜 통풍이 잘 되고 그늘지며 건조한 곳에 보관해야 한다.

손에 묻으면 잘 안 떨어진다. 부들의 새싹이 올라올 때 솜처럼 섬유질이 붙어 있는 부분을 채취하여 화상의 환부에 붙이면 흉터 없이 치료할 수 있다.

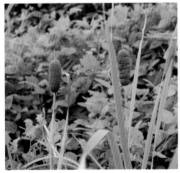

꼬마부들

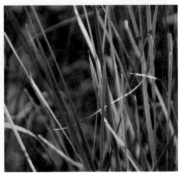

꼬마부들 잎

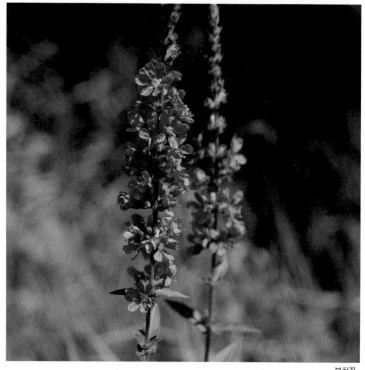

부처꽃

부종을 내리고 출혈을 멎게 하는 풀

부처꽃

🐚 실열증이 있는 사람은 사용하지 않는다.

부처꽃과 | 여러해살이풀　　　　　　　　　*Lythrum anceps Makino*

● 꽃 : 6~8월 홍자색　● 열매 : 7~8월　● 이명 : 두렁꽃, 털두렁꽃
● 생약명 : 천굴채(千屈採, 꽃을 포함한 전초를 말린 것)

도랑이나 습지에서 자라는 여러해살이풀. 줄기는 곧게 서고 60~120cm 높이로 자란다. 마주나는 잎은 피침형으로 끝과 밑이 뾰족하며 가장자리는 밋밋하다. 꽃은 잎과 줄기 끝 잎겨드랑이에서 3~5개의 홍자색 꽃이 층층이 뭉치면서 이삭 모양의 꽃차례로 핀다. 열매는 긴 타원형의 삭과로 익으면 2개로 쪼개져 씨가 나온다. 잎을 포함하여 꽃, 줄기 모두를 약용한다.

효능 해독, 혈관을 수축시키는 수렴작용, 양혈작용(혈액을 보충하는 효과), 전초를 방광염, 종독, 변비, 이뇨, 수종, 지사제(사카린, 탄닌 성분 함유), 급성장염, 설사, 부종을 내리는 데, 자궁출혈, 지혈, 이질, 궤양, 세균성 설사를 치료하는데 쓴다.

성미 맛은 쓰며 성질은 차며 독성은 없다.

이용부위 전초(꽃을 포함)를 약용한다. 약용 외에 정원이나 하천변 등에 관상용으로 심어 기르기도 한다. 가을에 전초를 채취하여 말려 이용한다.

용법용량 하루 20g을 물에 달여 복용한다.

유사종 털부처꽃은 부처꽃에 비해 줄기에 흰털이 나 있고, 부처꽃은 수술이 길게 나온데 반해 털부처꽃은 흰색의 암술이 길게 나와 쉽게 구별할 수 있다. 한방에서는 털부처꽃도 부처꽃과 같이 '**천굴채(千屈採)**'라 하여 동일한 약재로 취급한다.

민간요법

가을에 열매가 익을 때 채취하여 햇볕에 말려 이용하는데 용량은 하루 기준 15~30g 정도 달여 복용하거나 가루내어 환부에 개어 붙인다. 하리를 멎게 한다.

설사가 심할 때 말린 전초 5~10g을 물 400cc를 넣고 1/3가량으로 졸 때까지 달여서 3회에 나누어 식전에 복용하면 효과가 있다.

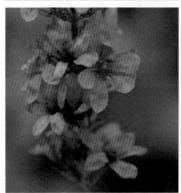

꽃

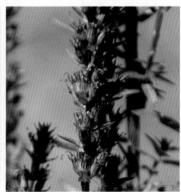

열매

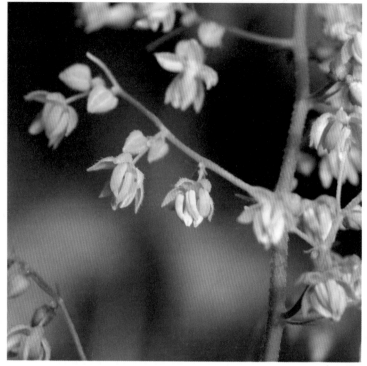

꽃

혈압을 낮추고 폐를 튼튼히 하는 풀

환삼덩굴

🐾 소화가 안 되며, 설사가 있을 때는 금기다.

삼과 | 덩굴성 한해살이풀   *Humulus japonicus*

● 꽃 : 7~8월 황록색 ● 열매 : 9~10월 ● 이명 : 범삼덩굴, 껄껄이풀, 늑초
● 생약명 : 율초(葎草, 꽃을 포함한 전초를 말린 것)

하천변 풀밭, 도랑에서 자라는 생태교란 덩굴성 한해살이풀. 덩굴진 줄기는 2~4m 높이로 네모지며 거친 가시가 있다. 마주나는 잎은 5~7갈래로 갈라지며, 가장자리에 불규칙한 톱니와 가시가 많다. 꽃은 잎겨드랑이에서 나오는 꽃대에 황록색으로 핀다. 열매는 원형의 수과로 익는다. 줄처럼 쓰는 환이라는 연장같이 잔가시가 있고 잎이 '삼의 잎'을 닮아 붙여진 이름이다.

효능 위장을 튼튼하게 하고 기침을 멎게 한다. 줄기와 잎은 이뇨작용, 건위, 해독, 해열, 임질, 방광염, 부종, 부스럼, 혈압을 낮추고 폐를 튼튼하게 하며, 어혈을 없애는 등의 효능이 있다.

성미 맛은 달고 쓰고 성질은 차며 독성이 없다.

이용부위 전초(꽃, 뿌리, 줄기, 잎)를 약용한다. 여름에 전초를 채취해서 그늘에 말린다.

용법용량 전초 15~30g을 물에 달여 복용하거나, 환을 만들어 복용한다.

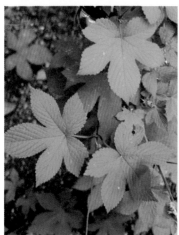

잎

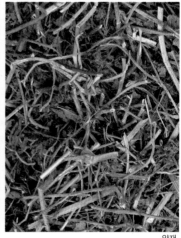

약재

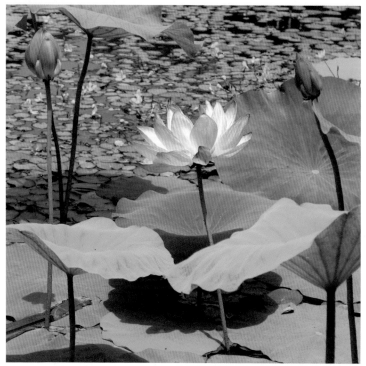

열매

빈혈예방·신경을 안정시키는 풀

연꽃

<svg>🍃</svg> 소화가 잘 되지 않는 사람이나 임산부,
산후에는 복용하지 않는다.

수련과 | 여러해살이풀   *Nelumbo nucifera*

- ●꽃 : 7~8월 연홍색, 흰색 ● 열매 : 9~10월 ● 이명 : 연근, 수단화, 부용
- ●생약명 : 연자(蓮子, 씨를 말린 것), 연실(蓮實, 열매를 말린 것)

인도, 아시아 남부 원산으로 물에서 자라는 여러해살이풀. 뿌리줄기(연근)는
물속의 뻘에 박혀 있고 줄기는 물 위로 올라온다. 방패 모양의 커다란 잎은 둥
글고, 가장자리가 밋밋하다. 뿌리는 굵고 구멍이 많으며, 옆으로 벋는다 . 꽃대
끝에서 분홍색 또는 흰색의 꽃이 핀다. 열매는 벌집 모양의 구멍 안에 **'연밥'**
또는 **'연자'**라 불리는 검은색의 씨앗이 들어 있다.

효능 불면증, 빈혈, 정신안정, 설사, 부인의 자궁출혈, 타박상으로 인한 상처, 연뿌리(연근)는 식욕증진, 강정, 니코틴 제거에 효과가 있다.

TIP

연죽
연밥(껍질과 심을 버린 것) 20g을 미세하게 가루로 만들어 입쌀 450g과 함께 죽을 쑤어 여러 차례 먹는다. 장복을 하면 중기를 보하고 기억력을 좋게 하며 눈, 귀를 밝게 한다.

성미 맛은 달고 떫으며 독성이 없다.

귀경 간경, 신경에 작용한다.

이용부위 연밥, 연근을 약용한다. 늦가을부터 초겨울에 씨를 채취하여 햇볕에 말려 사용한다.

용법용량 뿌리 8~15g을 달여 복용한다. 연근을 생즙으로 하루 한 컵씩 복용한다.

민간요법

· 비장이 허하여 설사하거나 유정이 있고 가슴이 두근거리며 불면증에 연밥(껍질과 심을 버리고)을 가루내어 죽을 쑤거나, 밥을 지어 먹는다.
· 가루로 만들어 술이나 미음에 가미하여 먹는다(한번에 약 8g 정도).

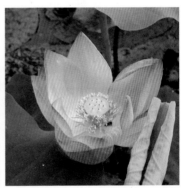

연꽃

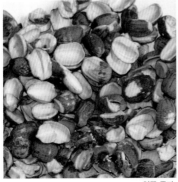

연꽃 종자

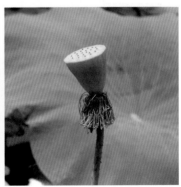

연밥

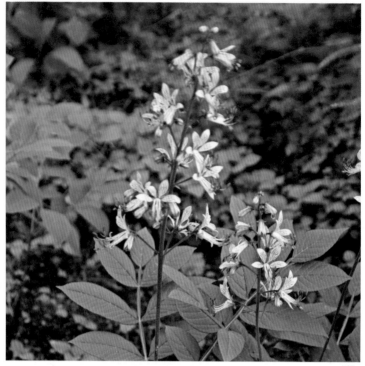

전초

알레르기성 비염과 해독에 강한 풀

백선

🌿 간에 치명적인 피해를 줄 수 있으므로 주의를 요한다.
뿌리의 심제(속대)에 독성이 있다.

운향과 | 여러해살이풀   *Dictamnus dasycarpus*

● 꽃 : 5~6월 연한 분홍색 ● 열매 : 7~8월 ● 이명 : 백양선, 검아, 금작아초
● 생약명 : 백선피(白鮮皮, 심제를 제거한 뿌리껍질)

산지 풀밭에서 자라는 여러해살이풀. 뿌리줄기는 굵고 줄기는 90cm 높이로
자란다. 잎은 어긋나며 깃꼴겹잎으로 가장자리에 잔 톱니가 있다. 5개의 꽃잎
에 보라색 줄무늬가 있는 꽃은 원줄기 끝에 총상꽃차례로 달린다. 열매는 넓
은 타원형의 삭과로 익는다. 굵고 긴 뿌리가 봉황의 꼬리를 닮았다 하여 **'봉삼'**
이라고도 부르며 약재로 사용한다.

효능 알레르기성 비염, 천식, 당뇨, 혈압 조절, 냉증, 기관지염, 간염, 관절염, 피부병, 전립선비대, 기침, 해열, 살균 등에 효능이 있다.

성미 맛은 쓰고 짜며 성질은 차고 독성이 있다.

귀경 폐경, 대장경, 비경에 작용한다.

이용부위 뿌리를 약용하며, 어린잎은 나물로 식용한다. 늦은 봄부터 여름 사이에 뿌리를 채취해 목질부를 제거하고 햇볕에 말려 이용한다.

용법용량 뿌리 5~10g을 물에 달이거나 가루내어 환으로 복용한다. 뿌리에 독성이 있으므로 법제한 후에 사용해야 하며, 개인이 함부로 사용하지 않는다.

> **TIP**
>
> **산나물**
> 어린잎을 끓는 물에 데쳐 찬물에 우려 낸 뒤, 물기를 빼고 나물로 무쳐 먹는다.

> **제법**
>
> 뿌리에서 목심을 제거하고 말려서 쓴다. 독성이 있어 법제 후 사용한다.

> **민간요법**
>
> · 백선피에 당귀, 백작약, 생지황을 가미하여 쓴다.(양혈, 보혈작용)
> · 백선피는 해독, 거습의 작용이 있어 보신약을 같이 써서 습을 제거하고 허한 것을 보충 하는 효능이 있다.

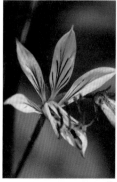
꽃

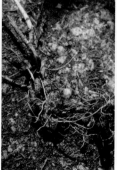
뿌리

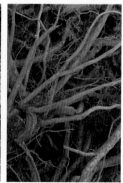
약재

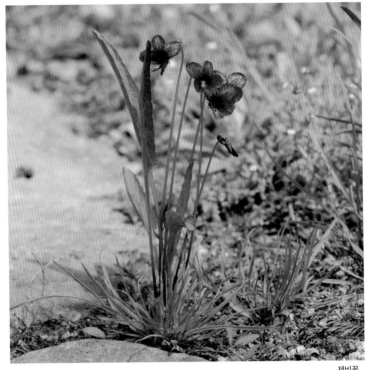

제비꽃

열을 내리고, 피를 맑게 하는 효능의 풀

제비꽃

🌱 체질이 허한 사람은 복용을 금한다.

제비꽃과 | 여러해살이풀   *Viola mandshurica*

●꽃 : 3~5월 보라색 ● 열매 : 5~6월 ● 이명 : 오랑캐꽃, 장수꽃, 앉은뱅이꽃

● 생약명 : 자화지정(紫花地丁, 뿌리를 포함한 전초를 말린 것)

산과 들의 양지바른 곳에서 자라는 여러해살이풀. 땅속에 긴 뿌리를 가지고 있다. 잎은 뿌리에서 모여나고 세모진 피침형으로 잎 가장자리에는 둔한 톱니가 있다. 꽃은 꽃줄기 끝에서 보라색으로 핀다. 열매는 넓은 타원형의 삭과로 열매 속에는 갈색의 작은 씨앗들이 들어 있다. 제비꽃은 꽃 색깔, 잎 모양, 꽃 피는 시기, 털의 유무, 지역 등에 따라 다양한 개체가 있다.

효능 뿌리와 꽃은 피를 맑게 하며, 부스럼을 다스리고, 피부염, 변혈(변에 피가 나오는 증상), 전립선염, 코피, 설사, 불면증과 변비, 부스럼이나 타박상 등에 이용한다.

성미 맛은 쓰고 맵고 성질은 차다.

귀경 심경과 간경에 작용한다.

이용부위 전초를 약용한다. 열매가 성숙하면 전초를 채취하여 그늘에서 말려 이용한다.

용법용량 전초 9~15g을 물로 달이거나 가루를 내어, 또는 생즙을 내어 복용한다.

유사종 제비꽃은 잎이나 꽃의 모양, 색깔 등에 따라 종류가 다양하며, **노랑제비꽃, 고깔제비꽃, 남산제비꽃, 태백제비꽃** 등이 있다.

TIP

산나물
어린순은 뿌리와 함께 나물로 먹는데 쓴맛이 나므로 데쳐서 먹는다.(소금 한 줌을 넣은 열탕에 데쳐 물기를 짠 후 간장 양념을 해서 먹는다). 전초를 봄에서 여름에 걸쳐 채취한다. 뿌리는 씻어 그늘에서 말려 둔다.

약술
제비꽃(꽃봉오리) 200~300g, 설탕 5~10g, 담금주 1,000ml을 넣고 3~6개월 이상 숙성시켜, 하루 1회 30ml 정도를 취침 전 복용한다. 혈압강하, 소종, 쾌면(快眠)의 효과가 있다.

효소
잎을 뿌리째 씻어 물기를 제거하고 설탕과 1:1로 버무려 밀봉한 후, 서늘한 곳에 3~4개월 숙성시킨다. 건더기를 건져내고 다시 6~12개월가량 발효하여 미지근한 물에 타서 음용한다.

민간요법

열을 내리고 독성을 제거하며, 가래를 삭이고 소변을 잘 나오게 하며 불면증과 변비에도 효과가 있다.

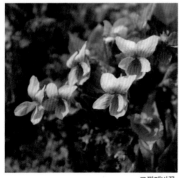

고깔제비꽃

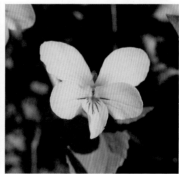

노랑제비꽃

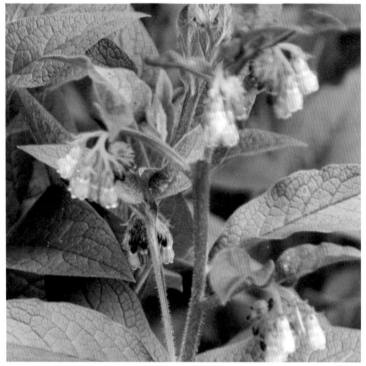

컴프리

피로회복과 식욕증진에 효과가 있는 풀

컴프리

☜ 임산부는 복용하지 않는다.
새순에 독성이 있다.

지치과 | 여러해살이풀　　　　　　　　　*Symphytum officinale*

● 꽃 : 5~7월 연한 보라색, 흰색 ● 열매 : 8~10월 ● 이명 : 콤푸레
● 생약명 : 감부리(甘富利, 전초를 말린 것)

유럽 원산의 귀화식물로 들에서 자라는 여러해살이풀. 줄기는 60~90cm 높이
로 곧게 서고 짧은 털이 있다. 피침형의 어긋난 잎은 난형으로 끝이 뾰족하며
가장자리는 밋밋한 편이다. 보라색 또는 흰색으로 피는 꽃은 줄기 끝에 꽃대
한쪽으로만 꽃이 달려 꽃대가 동그랗게 말리는 권산꽃차례로 아래를 향하여
달린다. 열매는 난형의 소과로 4개로 갈라진다.

효능 잎과 뿌리를 소화기능(건위, 위산과
다, 위궤양 등), 혈압질환(고혈압, 저혈압,
혈압이상, 빈혈 등), 피부병, 종기, 악창,
피로회복, 식욕증진에 효과가 있다.

TIP

산나물
어린잎을 끓는 물에 데쳐 찬물로 한나절
가량 쓴맛을 우려낸 뒤 나물로 무쳐 먹
거나 밀가루를 입혀 튀김으로 해먹는다.

성미 맛은 달며 쓰고 성질은 차고 약간
의 독성(새순)이 있다.

이용부위 전초(뿌리 포함)는 약용하며, 생잎은 봄나물로 식용한다. 여름에 신선
한 컴프리 잎을 채취하여 열탕에 데친 후, 그늘에 말려 이용한다.

용법용량 전초 20g 정도를 물에 달여
복용한다. 땀띠나 습진, 피부 가려움
증 등에 달인 물을 차게해서 헝겊에
적신 후 환부에 냉찜질을 하면 효과
를 볼 수 있다.

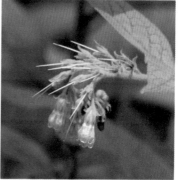

민간요법

전초 20~30g을 달여 1일 3회 2일을
복용한다(고혈압, 보익, 진정제로 활
용한다).

꽃

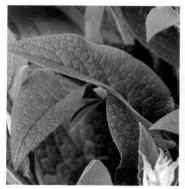

잎

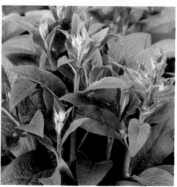

컴프리 재배밭

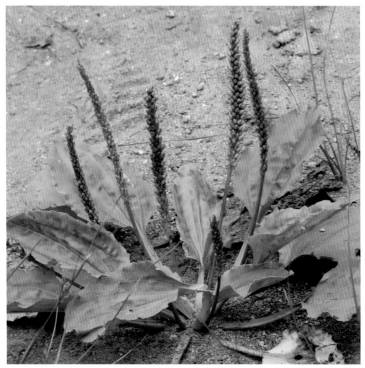

전초

여성질환과 간질환에 효능이 있는 풀

질경이

🍃 몸이 허약해서 설사를 하는 사람은 금기이다.

질경이과 | 여러해살이풀   *Plantago asistica*

● 꽃 : 6~8월 흰색   ● 열매 : 10월   ● 이명 : 차전, 야지채, 우모채, 길짱구
● 생약명 : 차전초(車前草, 잎을 말린 것), 차전자(車前子, 씨를 말린 것)

전국의 산과 들, 도시의 풀밭에서 자라는 여러해살이풀. 뿌리는 짧고 수염뿌리가 뭉쳐서 난다. 줄기 없이 뿌리에서 바로 올라 온 잎은 주걱 모양으로 잎에 맥이 선명하게 보인다. 꽃은 잎 사이에서 꽃줄기 끝에 원기둥 모양의 자잘한 꽃이 이삭처럼 핀다. 열매는 난형의 삭과로 씨가 6~8개가 들어 있다. 비교적 생명력이 강한 식물로 알려져 있다.

206

효능 생리불순, 자궁출혈, 가래를 삭이며, 기침을 멈추고 출혈, 황달, 천식, 설사, 두통, 해수 등에 쓰인다.

성미 맛은 달고 성질은 차며 독은 없다.

귀경 방광경, 폐경에 작용한다.

이용부위 전초, 씨를 약용하며, 새순은 나물로 식용한다. 여름에 전초를 채취하여 그늘에서 말려 이용한다.

TIP

산나물
봄철에 산나물로 이용한다. 삶아서 말려 두었다가 묵나물로 해먹고, 소금물에 데쳐 나물로 무치고, 기름에 볶거나 국을 끓여 먹는다.

제법

소금으로 법제를 한다.

용법용량 전초 10~20g을 물로 달여서 복용한다.

민간요법

열을 내리며 정을 늘려 주고 눈을 밝게 하며 기침을 멈추며, 소변이 잘 안 나오거나, 변비, 천식, 백일해 등에 효과가 크다.

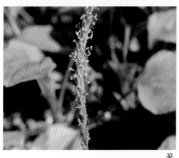
꽃

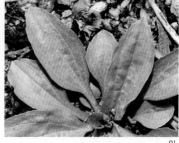
잎

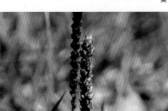
열매

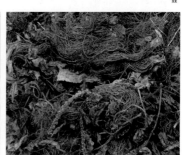
약재

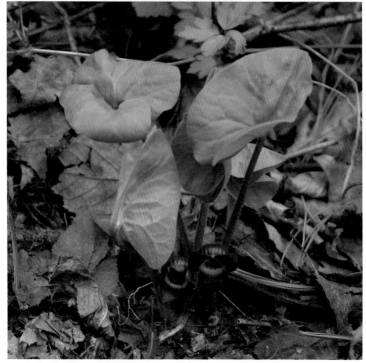

전초

땀을 내게 하며 통증을 멎게 하는 풀

족도리풀

🖙 기가 허하며, 땀이 많은 사람은 복용을 하지 않는다.
강한 독성이 있으므로 주의를 요한다.

쥐방울덩굴과 | 여러해살이풀   *Asarum Sieboldii*

●꽃 : 4~5월 흑자색 ●열매 : 8~9월 ●이명 : 조리풀, 독엽초, 세초, 민족도리풀
●생약명 : 세신(細辛, 뿌리를 포함한 전초를 말린 것)

산지의 숲 속 나무 그늘 아래서 자라는 여러해살이풀. 잎은 심장 모양이며 가장자리는 밋밋하고 뒷면 맥 위에 털이 있다. 꽃은 아래쪽 잎 사이에서 흑자색으로 한 송이씩 달인다. 열매는 삭과(또는 장과)로 끝의 화피열편에 씨앗이 들어 있으며, 특이한 냄새가 있고 혀를 약간 마비시킨다. 옛날 부인들이 머리에 쓰는 족두리 모양과 비슷하여 붙여진 이름이다.

효능 풍을 제거하고 차거운 기운을 없앤다(거풍산한). 진통, 진해작용, 관절통과 각종 신경통 치료에 쓴다. 항균, 오한, 신경통, 축농증, 치통, 가래, 후두염. 비염, 기관지염, 지통, 해열, 소화불량 등에 이용한다.

성미 맛은 매우며, 성질은 따뜻하며 독성이 있다.

이용부위 전초(뿌리)를 약용한다. 5~7월 전초(뿌리 포함)을 채취하여 그늘에 말려 이용한다.

용법용량 전초 2~4g을 물에 달여 복용한다.

· 내복용으로 달이거나(탕제), 가루 또는 환으로 쓰며, 외용에는 가루를 내어 코 안에 뿌린다.
· 강활, 독활, 방기, 오가피를 가미해 쓰면 통증을 빨리 멎게 할 수 있다. (국소마취 작용이 있으며 천오, 현호색 등을 가미해 마취약으로 사용하였다.)

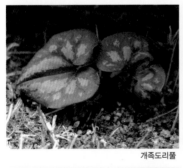
개족도리풀

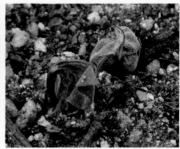
새순

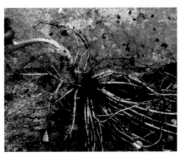
뿌리

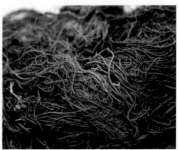
약재

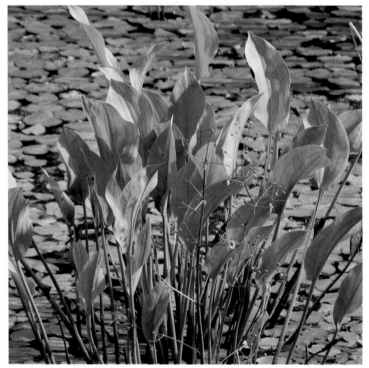

질경이택사

부종을 다스리고 설사를 멎게 하는 풀

질경이택사

🌱 신장기능이 허한 데는 쓰지 않는다.
과다, 장기 복용하지 않는다.

택사과 | 여러해살이풀   *Alisma orientalle*

● 꽃 : 7~8월 흰색 ● 열매 : 10월 ● 이명 : 수사, 급사, 망우, 곡사

● 생약명 : 택사(澤瀉, 뿌리줄기를 말린 것)

논둑의 도랑 등 주로 얕은 습지나 물에서 자라는 여러해살이풀. 땅속의 뿌리
줄기는 짧고 많은 수염뿌리를 가지고 있다. 잎은 주걱 모양의 긴 타원형으로
가장자리는 밋밋하다. 꽃은 잎 사이에서 자라는 긴 꽃줄기에 총상꽃차례로 흰
색의 꽃이 층층이 달린다. 열매는 수과로 고리 모양이다. 한방에서는 주로 뿌
리줄기를 약재로 쓰며, **택사**의 뿌리줄기도 동일하게 취급한다.

효능 위내정수, 각기병, 구갈, 수종, 설사, 이뇨, 부종, 잎은 만성기관지염, 유즙분비에, 열매는 허약증을 보충하며, 저린 증상을 치료한다.

성미 맛은 달며 짜고 성질은 차며 독성은 없다.

이용부위 덩이줄기를 약용한다. 봄 또는 가을에 덩이줄기를 채취해 줄기와 잔뿌리를 제거하고 말려 겉껍질을 제거한다.

용법용량 덩이줄기 5~10g을 물에 달이거나 가루약, 환제로 복용한다.

유사종 택사는 질경이택사에 비해 잎이 피침형으로 양끝이 좁다. **둥근잎택사**는 잎이 둥근 심장 모양이고 잎 아랫부분이 오목한 편으로 제주도에서 자생한다.

> **TIP**
>
> **약술**
> 가을에 채취한 뿌리를 깨끗이 씻어 서늘한 곳에서 일주일가량 건조시킨 후 잘게 쓴다. 담금주를 2~3배가량 부어 밀봉하고 3~4개월 정도 숙성시켜 하루에 1잔씩 음용한다.

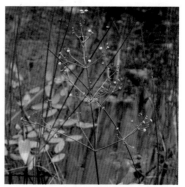

전초

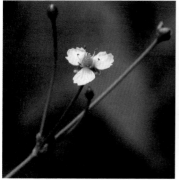

꽃

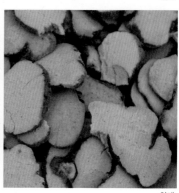

약재

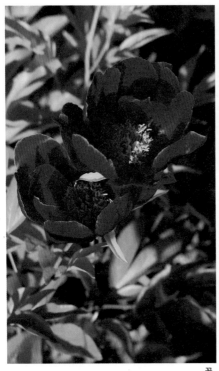

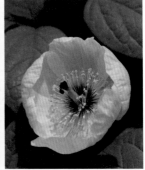

백작약

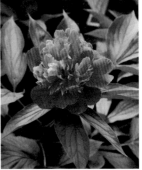

꽃

겹작약

혈을 보하고 자양강장에 효능 있는 풀

작약

🔖 허한 복통 설사가 있거나
혈허증이 있는 사람은 복용을 피한다.

작약과 | 여러해살이풀

Paeonia lactiflora Pall

●꽃 : 5~6월 흰색, 붉은색 ●열매 : 8~10월 ●이명 : 적작약, 백작약, 금작약
●생약명 : 작약(芍藥, 뿌리를 말린 것)

깊은 산에서 자라는 여러해살이풀. 주로 재배하여 관상용이나 약재로 사용한
다. 뿌리는 굵고 방추꼴이며 자르면 붉은 빛을 띤다. 어긋난 잎은 깃꼴로 갈라
지며, 꽃은 원줄기 끝에서 흰색 또는 붉은색으로 핀다. 열매는 골돌과로 익는
다. 품종에 따라 적작약, 흰작약, 겹작약 등이 있으며, 깊은 산에서 자라는 **산
작약**이나 **백작약**은 멸종위기 2급식물이므로 남획을 피한다.

효능 혈을 보하는 명약으로 자양강장, 보혈, 해열작용, 위궤양, 진통, 빈혈, 식은 땀, 신체허약증, 심혈관질환 예방, 기관지염, 출산 후 산후조리, 생리불순, 생리통, 통증, 팔다리의 경련, 타박상 등에 쓰인다.

성미 맛은 쓰고 시며 성질은 약간 차며 독성은 없다.

이용부위 뿌리를 약용한다. 여름에서 가을 사이에 뿌리를 채취하여 햇볕에 말린다.

용법용량 뿌리 2~5g을 물에 달이거나 산제로 복용한다.

민간요법

· 월경이 평소보다 일찍 시작되면 당귀, 아교, 토사자, 상기생과 같이 쓰고 늦어지면 당귀(미), 홍화, 천궁을 넣어 쓴다.
· 표허(表虛, 모공을 닫지 못함)로 인한 자한(自汗, 땀이 나는 상태)에는 황기, 산약, 모려, 부소맥(浮小麥)을, 음허로 인한 자한에는 백자인, 모려, 용골, 부소맥을 더해 쓴다.

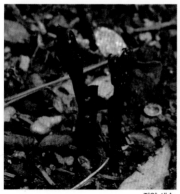

작약 새순

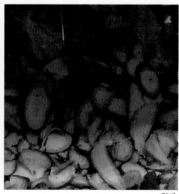

약재

부록

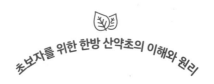

초보자를 위한 한방 산약초의 이해와 원리

본초(本草)에 관하여

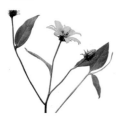

오랫동안 인류와 함께 산과 들에서 자라는 약초는 인간 생활과 분리할 수 없는 역사를 지녀왔다. 이미 농경이 시작되기 전부터 산과 들의 풀꽃 나무의 열매와 씨앗, 잎, 줄기, 뿌리 등은 손쉽게 얻을 수 있는 기본 식량이었고, 농경이 시작된 이후에도 산과 들의 풀꽃 나무등을 채취하여 인간의 문명 생활에 유용하게 활용하였다.

이렇게 사람이 먹을 수 있는 식물 가운데, 상처나 질병에 특별히 효과가 있는 유용한 식물에 관한 경험과 지식은 현대를 사는 우리에게도 '약초'라는 이름으로 고스란히 전해지고 있다.

이와 같이 인간은 약초로써 식물의 꽃, 잎, 씨앗, 줄기, 뿌리와 동물, 광물 등의 약물까지도 총망라하여 어떻게 하면 유용하게 쓸 수 있을까를 고민하여 왔는데 이것이 흔히 말하는 '본초학(本草學)'의 시초가 되었다고 볼 수 있다. 그 중에서 식물에서 얻어지는 약이 가장 많기 때문에 '본초(本草, 뿌리와 풀)'라고 명명하게 된 것 같다.

본초는 한의학적 원리에 기초하여 한약의 약리를 공부하는 학문이 되었다. 본초를 근거로 한 한방 치료원리는 의외로 간단하다. 가령, 무더운 여름날 뜀박질을 하고 나서, 갈증을 느끼는 사람은 차가운 물을 마시고나면 갈증이 해소되면서 시원한 기분을 만끽할 것이다. 만약, 이 사람에게 뜨겁고 매운 성질의 음료를 마시게 한다면 어떻게 될까. 생각만 해도 숨이 멎는 듯한 기분이 든다. 이처럼 사람이 병에 걸린다는 것은 열심히 뜀박질 한 상황처럼 특별한 상황에 놓일 때, 이를 한방으로 진단하여 사람의 몸을 차게(寒) 하든지, 서늘하게(凉) 하든지, 뜨겁게(熱) 하든지, 따뜻하게(溫)하든지를 결정하게 된다.

약초의 기미(氣味)와 음양오행

약초의 성질(性質)에는 따뜻한 것도 있고, 찬 것도 있다. 그리고 신맛, 쓴맛, 단맛, 매운맛, 짠맛 등 맛도 다르다. 또한 형태와 색도 서로 다르다. 이 맛과 색 차이로 인해 약초가 오장육부로 귀경(歸經, 약초가 작용하는 장기 또는 부위)하는 것이 다르다. 즉 파란색과 신맛의 약초는 간(肝)에 작용하고, 붉은색과 쓴맛은 주로 심장(心臟)에, 노란색과 단맛은 비위(脾胃)에, 흰색과 매운맛은 폐(肺)에, 검은색과 짠맛은 신장(腎臟)에 주로 작용한다.

이와 같이 한방에서 차갑거나 따뜻한 성질을 기(氣)라 하고, 맛을 미(味)라 한다. 약초의 기미(氣味)는 4기5미(四氣五味)의 준말로 4가지 기운과 5가지의 맛을 의미한다.

① 약초의 4기(四氣)

4기(四氣)란, 4가지 성질로 사성(四性)이라고도 하며 한(寒), 열(熱), 온(溫), 량(凉)을 말한다. 여기에 평(平)한 성질을 더해 다섯 가지 기운으로 분류하기도 한다. 참고로 한(寒)과 량(凉)은 음의 성질을, 열(熱)과 온(溫)은 양의 성질에 해당하여 약초 사용시에 음양을 구별하여 사용한다.

구분	목(木)		토(土)	금(金)	수(水)
오장(五臟)	간(肝)		비(脾)	폐(肺)	신(腎)
육부(六腑)	담(膽)		위(胃)	대장(大腸)	방광(膀胱)
오미(五味)	신맛(酸)		단맛(甘)	매운맛(辛)	짠맛(鹹)
오기(五氣)	바람		습기	건조	추위
오관(五官)	눈		입	코	귀

한방에서는 사람 몸에 음양이 잘 조화를 이루어 균형이 깨지지 않는 것을 건강을 유지할 수 있는 비결로 본다. 흔히 음(陰)은 찬 성질로 어두운 것, 내려가는 것, 조용한 것 등을 말한다. 반대로 양(陽)은 뜨거운 성질로 밝은 것, 올라가는 것, 활발한 것을 말한다.

이러한 음과 양의 성질은 따로 떨어져 있지 않고 하나가 커지면 다른 하나가 작아지면서 서로를 연결하고 있다. 이때 음과 양이 조화를 이루지 못하고 균형이 깨질 때 병을 일으킨다.

음이 강하거나 부족할 때는 양의 성질을 가진 약으로, 혹은 양이 강하거나 부족할 때는 음의 성질을 가진 약으로 병을 다스린다. 가령 추운 겨울에 몸이 찬 사람이 녹차가 좋다고 찬 성질의 녹차를 마신다면 음양의 균형을 깨는 선택을 하게 된다.

② 음양오행

참고로 간단하게 음양과 오행을 설명하자면 음양(陰陽)은 한자로 어두운 곳(음지)과 밝은 곳(양지)을 의미하지만 한방에서는 사물 현상의 상반된 성질을 뜻한다. 즉, 달과 해, 물과 불, 땅과 하늘, 여자와 남자 등으로 말이다. 또한 오행(五行)은 목화토금수의 다섯 가지 물질을 말한다. 즉, 나무, 불, 흙, 쇠, 물이 오행의 특성을 잘 나타내는 물질이다.

나무는 자라고, 불은 위로 타오르며 번성한다. 흙은 생명을 키우고 모든 것을 받아드리며 변화시키고 쇠는 뭉쳐서 단단하다. 물은 근원적 에너지를 응축시켜 담고 있다. 동양철학에서는 이 다섯 가지 물질이 연쇄적인 상호관계를 이루며 유기적인 순환, 즉 우주의 움직임과 계절의 변화, 생물의 탄생과 죽음 등을 이루어 내는 것으로 설명하고 있다.

③ 약초의 오미(五味)

오미(五味란), 신맛, 쓴맛, 단맛, 매운맛, 짠맛을 말한다. 여기에 담백한 맛의 담미(淡味)를 더해 6미(六味)로 부르기도 한다.

· 산(酸, 신맛- 간에 영향) : 기운을 모으는 수렴작용

· 고(苦, 쓴맛- 심장에 영향) : 굳어지게 하는 작용

· 감(甘, 단맛- 비장에 영향) : 부드럽고 느슨하게 하는 작용

· 신(辛, 매운맛-폐에 영향) : 발산하며 건조한 작용

· 함(鹹, 짠맛- 신장에 영향) : 단단한 것을 무르게 하는 작용

앞의 다섯 가지 맛은 각각 오장육부(五腸六部)와 연결되어 신맛은 간/담에, 쓴맛은 심장/소장에, 단맛은 비/위장에, 매운맛은 폐/대장에, 짠맛은 신/방광에 귀경하여 영향을 미친다. 가령, 간이 안 좋은 사람이 간에 영향을 미치는 신맛을 피하면 간이 아주 불리하게 되는 식으로 오미(五味)를 골고루 섭취하여야 하는 이치다.

약초의 귀경과 승강부침 작용

귀경(歸經)이란 약초가 인체의 오장육부 중 어느 장기 또는 부위에 작용하는 지를 파악해 놓은 것이다. 오장육부에는 저마다 고유의 생리작용과 문제가 생겼을 때의 병리현상도 있는데 귀경을 알려면 약재의 성질을 알아야 하고 약재의 방향성인 '승강부침'을 정해야 해당 약재가 갖는 약성을 파악할 기초가 잡힌다.

약초는 저마다 약효의 작용방향이 다르므로 증세에 맞게 가려 써야 효과를 본다. 즉, 약초를 선택할 때는 약초의 기미(氣味)와 승강부침(乘降浮沈)을 고려하여 사용해야 만약의 돌발 상황을 최소화 하고 약초 본연의 성미도 알게 되는 것이다.

· 승(昇) : 약초의 작용방향(약효)이 위로 오는 것으로, 윗부분으로 약효가 가는 것을 말함

· 강(降) : 약초의 작용방향이 아래로 내리는 것을 말함

· 부(浮) : 약초의 작용방향이 뜨는 것으로 몸의 위와 밖으로 작용함

· 침(沈) : 약초의 작용방향이 가라앉는 것으로 약효는 몸의 아래와 안쪽으로 작용함

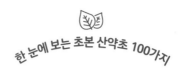

본문에 소개한 초본 산약초 100가지의 생약명과 주요 약효,
약용 부위와 독성 여부, 산나물, 약차, 약술, 효소 등
이용 가능 범위를 보기 쉽게 정리하였다.

● 표시는 해당 식물이 강한 독성을 갖거나 특정 부위에 미량이라도 독성이 있음을 나타낸 것이므로 사용에 주의하여야 한다.

식물명	생약명	주요 약효	약용 부위	독성	이용법			
					나물	약차	약술	효소
개미취	자원	기침, 가래, 천식	뿌리		●			●
구절초	구절초	여성질환				☕	🍶	
곰취	호로칠	기침, 통증, 폐질환	뿌리		●			●
도꼬마리	창이자	해열, 피부가려움증	전초			☕		
뚱딴지	국우	당뇨, 변비	뿌리			☕	🍶	●
머위	봉두채	해독, 어혈제거	전초		●			
민들레	포공영	위장, 간질환	전초		●	☕	🍶	●
삽주	창출 백출	소화기질환, 빈혈, 중풍	뿌리		●	☕		●
쑥	애엽 쑥	위장질환, 기혈	전초		●	☕		●
엉겅퀴	대계	간질환, 소염	뿌리		●			●
우산나물	토아산	항암, 통증	전초		●			●
참취	동풍채	혈액순환, 소염	전초		●			●
해바라기	향일규자	심장질환, 변비, 피부미용	전초			☕		
둥글레	옥죽 황정	자양강장, 기침	뿌리		●			●
맥문동	맥문동	원기회복, 기침, 천식	뿌리			☕		

식물명	생약명	주요 약효	약용 부위	독성	이용법 나물	약차	약술	효소
박새	여로	최토제, 살충(구충)	뿌리	●				
비비추	자옥잠	자양강장, 부인병	전초(뿌리)	●	●			●
산마늘	산산 각총	위장, 면역력 강화	전초		●			
산자고	산자고	어혈, 종기, 항암	뿌리		●		●	
얼레지	차전엽산 자고	자양강장, 위염	뿌리		●			
여로	녹총 여로근	최토, 살균, 구충	뿌리	●				
원추리	훤초(근)	신경안정, 소염	뿌리, 잎, 꽃		●	●		●
은방울꽃	영란	심장질환, 혈액순환	전초	●				
꿩의 바람꽃	죽절향부	통증, 종기	뿌리	●		●		
노루귀	장이세신	설사, 복통, 장염	전초	●	●			
복수초	복수초	심장질환, 전립선염	전초	●			●	
승마	승마	해열해독, 우울증	뿌리	●	●	●		
할미꽃	백두옹	해열, 어혈	뿌리	●				
꿀풀	하고초	항암, 해독	잎, 줄기,꽃		●		●	●
박하	박하	해열, 비염, 소염	잎, 줄기			●	●	●
배초향	곽향	위, 장, 소화기질환	전초		●	●		●
석잠풀	초석잠	뇌신경 활성화, 혈액순환	전초			●	●	
익모초	익모초	혈액순환, 부인병, 기력회복	전초			●		●

식물명	생약명	주요 약효	약용부위	독성	이용법			
					나물	약차	약술	효소
소엽	자소엽	혈액순환, 염증제거	전초					
반하	반하	중풍, 해독, 구토	뿌리	●		☕		
석창포	석창포	심신안정, 이명, 기억력 증진	뿌리			☕		●
앉은부채	취숭	고혈압, 위장병, 심장병	뿌리	●				
천남성	천남성	담 제거, 통증, 종기	뿌리	●				
고삼	고삼	여성질환, 신경성피부염	뿌리			☕		
비수리	야관문	당뇨, 원기회복	전초				♨	
결명자	결명자	시력회복, 변비	종자			☕		
황기	황기	면역력 강화, 신체허약	뿌리			☕		
깽깽이풀	황련	심신안정, 소염	뿌리			☕		
삼지구엽초	음양곽	정기보강, 근골	전초			☕	♨	●
강활	강활	풍습제거, 통증	뿌리		●	☕		
참당귀	당귀	통증, 혈을 보함	뿌리			☕		●
개시호	시호	해열해독	뿌리		●		♨	
어수리	만주독활	중풍, 고혈압	전초		●			
고마리	수마료	시력회복, 지혈	뿌리		●			
메밀	교맥	심신안정, 염증	종자	●		☕		
호장근	호장근	어혈제거, 통증	뿌리, 잎		●	☕		
뱀딸기	사매	항암, 항균, 어혈	전초			☕		

식물명	생약명	주요 약효	약용부위	독성	이용법			
					나물	약차	약술	효소
양지꽃	치자연	지혈	전초					
짚신나물	산학초 용아초	항암, 지혈	전초		●	●		
맨드라미	계관화	양혈지혈, 안과질환	전초					
비름	백현 야현채	해열해독, 눈을 밝게	잎, 줄기		●			
쇠무릎	우슬	관절, 무릎질환, 통증	뿌리		●	●	●	●
더덕	산해라, 양유근	자양강장, 면역력 강화	뿌리		●		●	●
도라지	길경	기침, 가래, 항암	뿌리		●	●		●
잔대	사삼	기침, 천식, 해독	뿌리		●			●
삼백초	삼백초	항암, 노화방지	전초			●		
약모밀	어성초	해열, 고름제거	전초			●		●
금낭화	하포목단근, 금낭	어혈제거, 종기	뿌리	●	●			
현호색	원호 현호색	혈액순환, 통증	뿌리	●				
애기똥풀	백굴채	항암, 진통	전초	●				
피나물	화청화	혈액순환, 종기	전초	●	●			
기린초	비채	심장병, 자양강장	전초		●			●
꿩의비름	경천초	해열해독	전초					
닭의장풀	압척초	당뇨, 해열	전초		●	●		●
자주 닭개비	자압척초	당뇨, 해열	전초		●			

식물명	생약명	주요 약효	약용 부위	독성	이용법			
					나 물	약차	약술	효소
대극	대극	설사, 적취	뿌리	●	●			
피마자	피마자	부종, 변비	종자	●	●			
물봉선	야봉선화	항암, 결석, 해독	전초	●		☕		
봉선화	봉선 급성자	여혈, 적취	전초	●				
개별꽃	태자삼	항암, 강장	뿌리		●	☕		
패랭이꽃	구맥	결석, 혈액순환	전초			☕		
속새	목적	간경변, 만성감염, 시력	전초					
쇠뜨기	문형	고혈압, 지혈	전초		●			●
까마중	용규	해열해독	전초	●				●
고비	자기	신경통, 지혈	전초		●			
고사리	궐채	해열해독, 뼈를 튼튼	전초	●	●			
괭이밥	초장초	해독, 종양, 동맥경화	전초					●
꼭두서니	천초근	결석, 혈액순환	뿌리					
바위취	호이초	해열, 기침	잎	●	●			
명아주	여채	신경안정, 가려움증	잎	●	●			
물레나물	홍한련	지혈, 부종	전초				❗	
달맞이꽃	월견초	당뇨, 고지혈, 비만	전초		●			●
박주가리	나마자	강장강정, 지혈	전초		●			
범부채	사간	해열, 어혈	뿌리					
부들	포황	혈액순환, 어혈	꽃가루					

식물명	생약명	주요 약효	약용부위	독성	이용법			
					나물	약차	약술	효소
부처꽃	천굴채	부종, 지혈	전초					
환삼덩굴	율초	고혈압, 폐, 위장	전초			●		●
연꽃	연자 연실	빈혈, 자양강장	연밥, 연근					
백선	백선피	알레르기성비염, 해독	뿌리	●	●			●
제비꽃	자화지정	해열, 피를 맑게	전초		●		●	●
컴프리	감부리	피로회복, 식욕증진	전초		●			
질경이	차전초	여성질환, 간질환	전초		●			●
족도리풀	세신	통증	전초	●				
질경이택사	택사	부종, 설사	뿌리				●	
작약	작약	기혈, 자양강장	뿌리			●	●	

＊ 위의 초본 산약초 목록에 소개한 산약초 이용법은 각 지방이나 개인에 따라 이용 방법에 차이가 있거나 다를 수 있음을 명시하며 참고하시기 바란다. 표시한 이용법(나물, 약차, 약술, 효소)은 일반적인 사용 범위 내에서 표시한 것이며, 주요 약효는 해당 식물의 대표적인 약성만을 발췌하여 기록하였다. 아울러 독성 표시에 유의하여 그러한 산약초의 경우 반드시 전문가의 처방에 따라 법제화하여 사용할 것을 적극 권장한다.

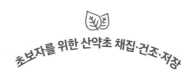

약재의 채취와 시기

약재(藥材)는 약을 짓는 데 쓰이는 재료를 말한다. 식물의 근(根: 뿌리), 경(莖: 줄기), 엽(葉: 잎), 화(花: 꽃), 과실(果實: 열매), 종자(種子: 씨), 전초 등 이용부위에 따라서 그 성숙의 시기와 유효성분은 다르게 나타나므로 채집 시기는 약재의 품질에 여러 가지 영향을 미친다고 볼 수 있다.

① 뿌리류의 약재
(뿌리, 뿌리줄기, 덩이뿌리, 덩이줄기, 비늘줄기)
비가 내리거나, 습기가 많은 날은 피하고, 가급적 날씨가 좋은 때에 맞춰 채취한다. 봄 채취는 주로 3월~5월, 가을 채취는 9월~11월 사이에 채취하는 것이 좋다. 가령, 인진쑥은 봄에, 삽주, 구릿대, 강활 등은 봄 또는 가을에 채취하며, 현호색, 반하, 족도리풀 등은 이른 여름에 채취하는 것이 일반적이다.

② 전초류의 약재
식물의 뿌리, 줄기, 잎, 꽃 등을 포함한 전초 약재는 꽃이 필 무렵이나 꽃이 완전히 핀 다음에 채취하는 것이 좋다. 이는 그 시기가 해당 식물의 유효성분이 가장 높게 나타나기 때문이다. 가령, 익모초는 꽃이 피기 직전에, 삼지구엽초는 꽃이 진 다음 채취하는 것이 일반적이다.

③ 잎류의 약재
잎은 꽃이 필 무렵이나 꽃이 완전히 핀 다음에 채취한다. 이 역시 그 시기가 해당 식물의 유효성분이 가장 높게 나타나기 때문이다. 소엽, 박하, 배초향 등을 예로 들 수 있다.

④ 꽃 약재
꽃이 완전히 피기 직전이나 활짝 필 무렵에 채취하여 빨리 건조시켜야 한다. 인동, 금불초, 갈근, 홍화, 부들 등은 일반적으로 봄이나 가을에 채취하는데, 봄에는 빨리하는 것이 좋으며, 가을 채취는 다소 늦게 이루어지기도 한다.

⑤ 열매 약재
열매가 익기 시작 할 때부터 완전히 성숙되기 전까지 채취한다. 매화, 복분자, 탱자나무 등을 들 수 있겠다.

⑥ 종자 약재

종자는 완전히 익었을 때 채취하고 이를 잘 말려 불순물(잡질)을 제거 한 뒤 채취하여야 한다.

⑦ 껍질 약재(줄기껍질, 뿌리껍질)

일반적으로 봄부터 여름 사이에 껍질을 벗기는데, 모란 뿌리껍질이나, 구기자 뿌리껍질 등은 가을에 벗긴다. 벗긴 껍질은 되도록 빨리 건조시키도록 한다.

약재 말리기

일반적으로 채취한 약재는 수분 함량이 많아 유효성분이 분해되거나 변질되어 부패할 수도 있으므로 가급적 빨리 말려두어야 한다. 참고로 수분 함량이 12~15% 정도면 크게 변질 될 우려는 없다. 건조방법으로는 양건(陽乾), 음건(陰乾), 증건(蒸乾), 화건(火乾)법 등이 있다.

① 양건(陽乾) : 햇볕에서 말리기

식물의 뿌리줄기, 껍질, 씨, 열매 등과 같이 조직이 견고한 부위를 건조하는 방법으로 택사, 당귀, 천궁, 강활, 작약 등은 주로 햇볕에서 말린다. 정유가 함유된 약재나 꽃, 잎, 방향성 약재는 성분이 파괴되므로 음건(陰乾), 즉 그늘에서 말려야 한다.

② 음건(陰乾) : 그늘에서 말리기

통풍이 잘되는 실내온도에서 건조시키는 방법으로 잎, 꽃, 방향성 약재 등에 이용하는 방법이다. 예를 들면, 박하나 배초향, 인동 등을 들 수 있다.

③ 증건(蒸乾) : 수증기로 쪄서 말리기

근(根), 근경류(根莖類)의 약재를 건조하는 방법으로 주로 전분을 많이 함유한 뿌리류 등을 말릴 때 쓰는 방법이다.

④ 화건(火乾) : 불을 이용하여 말리기

불을 피워 연기를 대상에 닿게 하거나 하는 건조법으로 임의로 온도를 조절하여 대량의 약재를 말릴 수 있고, 또 기후에 영향을 받지 않는 장점도 있다. 가령, 고추를 대량으로 말릴 때 주로 사용한다.

약재 저장하기

약재는 저장하기 전에 외부의 해충이나 습기, 곰팡이, 충난(蟲卵) 등을 제거해야 오랫동안 보관할 수 있다. 꽃이나 잎, 전초와 휘발성분의 식물, 유지(油脂)성분이 들어있는 약재 등은 20℃~30℃에서 건조하고, 뿌리줄기나 뿌리, 나무껍질 등은 30℃~60℃의 온도가 적당하다.

① 방습
습기는 화학적인 변화의 주요 원인이 되므로 기본범위 이하로 유지해 주어야 한다. 가령, 껍질 약재는 11~12%, 뿌리 약재는 11~15%, 잎 약재는 12~13% 꽃 약재는 13~14%, 열매 약재는 10~25% 이하로 유지되어야 한다.

② 온도
온도는 품질에 미치는 영향이 크므로 저온(5℃ 이하)에 보관해야 약재의 성분 변화를 막고 충난 등의 번식을 예방하거나 포자의 생장을 방지할 수 있다. 특히 유지(油脂)를 함유한 약재(당귀, 천궁, 백지 등)의 변질을 막을 수 있다.

③ 피광
약재는 직사광선을 받으면 변색되거나 성분 함량도 감소하므로 주의해야 한다. 특히 꽃, 잎 등은 쉽게 변색되어 약재의 품질을 저하시킨다.

④ 보관 장소
건조한 실내로 통풍이 좋고, 직사광선을 피하며, 암냉소(暗冷所)에 보관해야 좋은 품질의 약재를 유지할 수 있다.

약재(藥材)를 약제(藥劑)화 하는 방법

① 탕제(달임약)

약재 또는 여러 약재를 혼합한 약제(藥劑)에 물을 넣고 불로 달여 복용하는 방법이다. 탕제는 흡수가 빨라 효과가 빨리 나타나는 장점이 있다. 달이는 시간은 약제에 따라 차이가 있는데, 일반적으로 약제를 물에 불려 끓기 시작했을 때, 보약은 약 1~2시간, 방향성 약제는 약 20~25분 정도, 기타 약제는 약 30~40분 정도이다.

② 산제(가루약)

약재를 가루로 빻아 복용하는 방법이다. 탕제보다는 효과가 느리나 환제(알약)보다는 빠르다. 주로 급성질환의 환자에게 사용한다.

③ 환제(알약)

약재를 분말로 만들어 결합제 등을 첨가하고 과립형태로 만들어 복용하는 방법이다. 약효가 천천히 나타나지만 효과는 오래간다. 주로 만성질환의 환자에게 사용하다.

그 외 복용방법

① 일반적으로 약의 복용은 공복에 복용을 하나, 독성이 강한 약은 식후에 복용한다.
② 보약은 식전에, 구충약이나 설사약은 아침 공복에 복용한다.
③ 학질은 발작 전 2시간 전에 복용한다.
④ 기타 약은 식후에 복용한다.

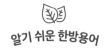

알기 쉬운 한방용어

본문내용 중 각종 질환이나 병명을 언급한 용어 중에
한방에서 사용하는 한자어를 가나다순으로 쉽게 풀이하였다.

각기병(脚氣病)	비타민 B1의 부족으로 다리가 붓는 병으로 쌀을 주식으로 하는 사람에게 주로 발생하는데, 이는 도정 과정에서 비타민 B1이 제거되기 때문이다.
각혈(객혈)	기관지나 폐의 혈관이 터져서 피를 토하는 것으로, 혈액이나 혈액이 섞인 가래를 기침과 함께 토해내는 증세를 말한다.
간경변(肝硬便)	간 조직에 발생한 염증으로 섬유화 또는 괴사가 진행되어 간이 굳고 오므라드는 증세를 말한다.
갑상선(甲狀腺)	목 앞쪽에 위치한 나비모양의 기관으로 신진대사를 조절하고 갑상선호르몬을 만든다.
강심(强心)	심(心)을 강하게 하는 효능을 말한다.
강장(强壯)	허약한 몸을 혈기 왕성하고 건강하게 하는 효능을 말한다.
강정(强精)	허약한 정력을 강하게 해주는 효능을 말한다.
거담(祛痰)	가래가 심할 때 이를 삭이거나 없애는 효능을 말한다. 가래는 폐에서 목구멍으로 이르는 사이에서 생기는 끈끈한 분비물로 이를 '담(痰)'이라고도 한다. (→ 진해거담 : 기침을 진정시키고 담을 없애는 효능)
거풍(祛風)	외부에서 들어온 풍사(風邪, 질병의 원인을 제공하는 바람)를 없애는 효능을 말한다. (→ 거풍습 : 풍사(風邪) 또는 습사(濕邪)로 인해 생기는 질병)

거풍습(祛風濕)	바람과 습기로 인해 뼈마디가 저리고 아픈 증세를 말한다.
건위(健胃)	위장을 튼튼하게 해주는 효능을 말한다.
건위제(健胃劑)	위의 소화와 분비운동 기능을 촉진 할 목적으로 사용되는 약제이다.
결석(結石)	몸 안 장기 내에 발생하는 돌처럼 딱딱한 물질을 말한다. (→ 요로결석 : 신장, 요관, 방광에 발생하는 결석)
골다공증(骨多孔症)	단단해야 할 뼈의 강도가 약해져 골소실이 발생하고 골절이 일어날 가능성이 높아지는 현상을 말한다.
골증(骨蒸)	오장(五臟)이 허약하여 생기는 허로병(虛勞病)으로 인해 뼛속에 열감(熱疳)이 있는 증세를 말한다.
곽란(癨亂)	음식물이 체하여 토하고 설사를 하는 급성 위장병을 말한다. (→ 토사곽란 : 위로는 토를 하고 아래로는 설사를 하면서 배가 아픈 급성중독성위장염)
관절굴신불리	관절을 구부리고 펴는 것이 어려운 증세를 말한다.
구갈(口渴)	입이 말라 갈증이 나는 증세를 말한다.
구안와사(口眼喎斜)	얼굴 좌우 중 한쪽만 굳으면서 입이 비뚤어지고 눈이 감기지 않는 증상을 말한다.
근골동통(筋骨疼痛)	날씨(환절기 등)에 따라 근골이 쑤시고 아픈 증세를 말한다.

기혈(氣血)	몸 안의 생체에너지, 즉 원기와 혈액을 말하며, 혈기라고도 한다. (→ 기혈순환)
늑막염(肋膜炎)	'흉막염'이라고도 하며, 폐를 둘러싸고 있는 얇은 막(늑막)에 생기는 염증을 말한다.
단독(丹毒)	살갗이 벌겋게 되면서 달아오르고 열이 나는 증세를 말한다.
담(痰)	가래 또는 담병(痰病)을 말한다. '담병'은 몸의 분비액이 열(熱)을 받아서 생기는 질병을 통틀어 이르는 말이다. 대개 한 군데에 머물러 있지 않고 몸의 이곳저곳을 돌아다니며 결리고 통증이 따른다. 흔히 '담이 결리다, 담이 쑤신다'는 표현을 한다.
담(膽)	쓸개를 말한다. (→ 예, 담낭염(膽囊炎), 웅담(熊膽))
담석(膽石)	담낭(쓸개)이나 담관 내부에 생기는 딱딱한 고형물을 말한다.
대하증(帶下症)	여성의 질에서 악취가 나거나 흰색 또는 황색의 액체가 흘러나오는 질환을 말한다. (→ 냉대하, 적대하, 백대하, 황대하)
독충교상(毒蟲咬傷)	흔히 독이 있는 벌레 따위에 물리거나 쏘인 상처를 말한다.
두창(痘瘡)	'천연두'를 말하며, 두창 바이러스 감염에 의해 발생하는 급성 발진성 질환을 말한다.
림프절염	신체의 말초부에 병원균이 침입하여 이것이 림프관을 거쳐, 림프절로 들어가 염증을 일으키는 증세를 말한다. (→ 임파선염)

마비동통(麻痺疼痛)	→ 사지마비동통, 몸이 마비되어 쑤시고 아픈 증세를 말한다.
면정(面疔)	얼굴에 생기는 화농성 종기로 여드름을 말한다.
목적(目赤)	눈의 흰자위가 빨갛게 충혈되는 증세를 말한다.
반신불수(半身不遂)	몸의 어느 한쪽을 쓰지 못하는 병증을 말한다.
배농(排膿)	곪은 곳을 째어 고름을 제거하는 효능을 말한다.
백대하	→ 대하증 참조
백일해(百日咳)	'백일동안이나 기침이 지속된다'하여 붙여진 이름의 감염성 호흡기 질환을 말한다.
백탁(白濁)	소변이 탁한 증세를 말한다.
백태(白苔)	열(熱) 또는 위(胃)의 병 때문에 혓바닥에 끼는 누르스름한 황백색의 물질을 말한다.
번열(煩熱)	몸 속에 열이 많이 나고 가슴이 답답하여 괴로운 증세를 말한다. (→ 수족번열)
법제(法製)	약의 성질을 그 쓰임새에 따라 알맞게 바꾸기 위하여 정해진 방법대로 가공 처리 하는 일을 말한다. 독성과 자극성, 치료 효능을 높이고 냄새를 없애는 것도 포함한다.
보익(補益)	쇠약해진 인체의 기혈을 치료하는 방법으로 혈의 기능을 보태고 늘여 면역력을 촉진하는 효능을 말한다.

복막염(腹膜炎)	복막(배 안쪽의 빈공간과 내장의 여러 기관들을 감싸는 얄팍한 막)에 생기는 염증으로 급성인 경우 격렬한 복통을 수반한다.
복수(腹水)	배에 물이 차는 증세를 말한다.
부인병(婦人病)	주로 여성에게 잘 나타나는 병으로 생리, 임신, 출산, 갱년기 등의 호르몬 장애에 의한 병증을 말한다.
부종(浮腫)	몸이 붓는 증상으로 몸 안에 체액이 고여 얼굴이나 손, 다리, 전신 등이 붓는다.
붕루(崩漏)	월경 등에 관계없이 여성의 자궁에서 비정상적인 출혈이 발생하는 증세를 말한다.
빈뇨(頻尿)	소변을 자주 보는 증세를 말한다.
선혈(鮮血)	피를 맑게 하는 효능을 말한다.
사교상(蛇咬傷)	뱀에 물린 상처를 말한다.
사기(邪氣)	몸에 좋지 않은 영향을 주거나 질병을 일으키는 기운
사지구련(四肢拘攣)	팔다리의 근육이 오그라드는 병증을 말한다.
산결(散結)	뭉치거나 맺힌 것을 풀어주는 효능
소갈(消渴)	물과 음식 등을 많이 마시고 먹어도 몸이 여위거나 소변 양이 많아지는 증세를 말한다. (→ 소갈증은 흔히 당뇨병을 말함)

소아감적(小兒疳積)	수유 또는 음식조절을 못하는 어린 아이에게서 나타나는 영양흡수 장애로 몸이 야위는 증세를 보인다.
소양증(瘙痒症)	가려운 증세를 말한다. (→ 피부소양증, 항문소양증 등)
소옹종(消癰腫)	종창을 없애는 효능을 말한다.
소종(消腫)	종기를 없애고 붓기를 빼는 효능을 말한다.
신염(腎炎)	신장에 생기는 염증을 말한다.
실열증(實熱證)	몸에 침범한 외부의 나쁜 기운이 열(熱)로 변하여 생기는 증세를 말한다.
양혈지혈(凉血止血)	혈을 서늘하게 식혀서(凉血) 피가 나는 것을 멎게(止血) 하는 효능
어혈(瘀血)	몸 안의 피가 제대로 순환하지 못하고 한 곳으로 몰리는 증세
오심구토(惡心嘔吐)	속이 메스껍고 울렁증이 발생하여 구토(嘔吐)하는 증세를 말한다.
요실금(尿失禁)	→ 유뇨(遺尿) 참조
유뇨(遺尿) `	인지하지 못하는 상황에서 소변이 저절로 나오는 증세를 말한다. (→ 요실금은 인지하면서도 참지 못하는 증세이다.)
유선염(乳腺炎)	유선의 젖이 배출되지 않고 고여 유방에 생기는 염증 (→ 젖몸살)
유정(遺精)	남성의 정액이 저절로 나오는 증세 (→ 수면 중의 몽정과는 다름)

음허(陰虛)	몸 안에 물과 같은 혈액 모양의 물질(陰液)이 부족하여 잘 달아오르는 증상을 말한다. (→ 예, 음허내열, 음허화동)
이기(理氣)	기(氣)가 막히는 것을 없애는 효능을 말한다.
이뇨(利尿)	소변이 잘나오게 하는 효능을 말한다.
이명(耳鳴)	귀에서 여러 가지 소음 또는 소리가 들리는 증세 (→ 귀울림)
이하선염(耳下腺炎)	침샘에서 일어나는 염증을 말한다. (→ 유행성이하선염, 일명 볼거리)
임질(淋疾)	임균에 의해 감염되어 발생하는 생식기 감염증을 말한다.
자양강장(滋養强壯)	몸 안에 영양을 붙게 하고 기운을 돋우며 오장(심, 간, 비, 폐, 신)을 튼튼히 하는 효능을 말한다.
자한(自汗)	대낮에 이유 없이 저절로 땀이 많이 나는 증세
적취(積聚)	기혈순환이 되지 않아 뱃속에 덩어리가 생겨 아픈 증세를 말한다.
지통(止痛)	통증을 멎게 하는 효능을 말한다.
지혈(止血)	피를 멎게 하는 효능을 말한다.
진정(鎭靜)	정신을 안정시키는 효능을 말한다.
진해(鎭咳)	기침을 멎게 하는 효능을 말한다.

창독(瘡毒)	부스럼이나 헌데, 상처의 독기를 말한다.
창절(瘡癤)	화열로 인해 피부에 얕게 생긴 헌데를 말한다.
창종(瘡腫)	헌데나 부스럼을 말한다.
청열(淸熱)	성질이 차고 서늘한 약으로 몸 안의 열을 내리게 하는 것을 말한다.
청열이습(淸熱利濕)	몸에 좋지 않은 열과 습을 내리거나 제거하여 소변을 이롭게 하는 작용을 말한다.
최토(催吐)	먹은 음식을 게우게 하거나 구토를 유발시켜 사기를 제거하는 효능
탈항(脫肛)	항문부위가 외부로 튀어나온 것을 말한다. (→ 직장 탈출)
토사곽란(吐瀉癨亂)	→ 곽란 참조
통경(痛經)	월경 중이나 월경 전후, 아랫배나 허리가 아픈 병증을 말한다.
파상풍(破傷風)	상처로 인해 해당 부위로 들어간 균이 만들어낸 독소에 의해 감염되는 질환으로 몸이 쑤시고 아프며 근육수축 등이 일어난다.
피부소양(皮膚搔痒)	피부 가려움증을 말한다. (→ 소양증 참조)
하리(下痢)	수분의 증가로 액상 또는 그것과 유사한 변을 불규칙적으로 반복 배설하는 설사를 일컫는다.
학질(瘧疾)	말라리아 병원충에 의해 감염되는 급성전염병 (→ 말라리아)

한열(寒熱)교차	식은땀과 냉기의 반복, 즉 춥다가 덥다가 하는 증상을 말한다.
해수(咳嗽)	감기로 인한 기침을 말한다.
혈당강하(血糖降下)	혈액 속에 당(糖)을 내려주는 효능을 말한다. (→ 당뇨병에 작용)
화농성염증	곪아서 고름이 생기는 염증으로 통증이나 부종을 수반한다.
활혈(活血)	혈액순환, 즉 혈액이 잘 돌게 하는 효능을 말한다.
환부(患部)	병 또는 상처가 난 자리를 말한다.

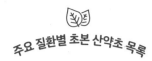

주요 질환별 초본 산약초 목록

항암	각종 암을 예방하거나 암세포의 증식을 억제하는 작용				
	개미취	개별꽃	까마중	꿀풀	머위
	민들레	뱀딸기	물통선	삼백초	속새
	애기똥풀	우산나물	잔대	짚신나물	산자고

당뇨 및 혈당강하	당뇨의 예방과 혈당을 개선하는 작용				
	닭의장풀	달맞이꽃	뚱딴지	맥문동	백선
	비수리	산마늘	쇠무릎	자주닭개비	택사
	해바라기				

중풍 및 신경정신	중풍, 신경쇠약이나 불면증, 사지마비, 안면마비, 스트레스 등에 효능				
	강활	반하	연꽃	석창포	어수리
	피마자				

혈압	무기력증을 동반한 저혈압이나 뻣뻣한 두통의 고혈압을 예방하는 효능				
	고사리	곰취	달맞이꽃	더덕	물레나물
	엉겅퀴	산마늘	삼백초	쇠뜨기	앉은부채
	어수리	컴프리	환삼덩굴	해바라기	

신경안정 및 우울증	불안, 초조, 불면증 등에 효능				
	기린초	깽깽이풀	메밀	명아주	승마
	원추리	연꽃	석잠풀	석창포	

소변 및 항문질환	치질, 요실금, 유뇨, 탈항, 소변불리 등에 효능			
	곰취	고삼	민들레	

자양강장, 허약체질

정력증진과 신체 피로, 발기불능, 조루증에 효능

개별꽃	구설초	더덕	둥글레	비비추
비수리	삼지구엽초	석잠풀	양지꽃	얼레지
연꽃	작약	질경이택사	황기	

여성질환(부인병)

생리불순, 무월경, 생리통, 각종 대하증 등 여성질환에 효능

개미취	고삼	구설초	꿀풀	약모밀
백선	비비추	양지꽃	엉겅퀴	익모초
작약	질경이	호장근	쇠띄기	

타박상 및 외상출혈

각종 타박상이나 외상에 의한 출혈 등에 효능

금낭화	꿩의비름	부들	피나물	애기똥풀
엉겅퀴	작약	제비꽃	짚신나물	참취
원추리	피나물			

안과질환

충혈, 시력회복, 각종 안구질환에 효능

고마리	결명자	맨드라미	박하	비름
석잠풀	쇠비름	속새		

어혈제거, 혈액순환

피를 맑게 하고 혈액순환을 촉진하며 어혈을 제거하는 효능

곰취	금낭화	꼭두서니	뚱딴지	맨드라미
머위	범부채	부들	석잠풀	소엽
우산나물	익모초	작약	제비꽃	잠당귀
참취	천남성	패랭이꽃	피나물	할미꽃
호장근	현호색			

부종 및 신장질환	신장기능의 악화로 인한 각종 부종과 신장염, 결석 등에 효능			
까마중	꿀풀	꼭두서니	물봉선	부처꽃
환삼덩굴	쇠뜨기	쇠무릎	패랭이꽃	원추리
더덕	속새			

내분비계 내과질환	신장기능의 악화로 인한 각종 부종과 신장염, 결석 등에 효능			
고사리	괭이밥	까마중	개시호	기린초
꿀풀	민들레	쑥	맥문동	뱀딸기
복수초	속새	약모밀	얼레지	엉겅퀴
은방울꽃	족도리풀	질경이택사	환삼덩굴	해바라기

호흡기 및 두통	기침, 가래, 천식, 기관지염, 편도선염, 두통 등에 효능			
강활	개미취	개시호	구절초	곰취
꼭두서니	도라지	맥문동	머위	바위취
박하	백선	범부채	삽주	소엽
잔대	질경이			

중이염질환	중이염, 이명, 난청 등에 효능			
바위취	삼지구엽초	석창포	시호	엉겅퀴

통증과 관절	관절염, 요통, 신경통 등 각종 통증에 효능			
강활	고비	구절초	곰취	꿩의바람꽃
뚱딴지	머위	봉선화	우산나물	원추리
자주닭개비	족도리풀	쇠무릎	참당귀	호장근
현호색				

소화 및 위장질환	소화불량, 장염, 설사복통 식욕부진, 구토, 위장염 등에 효능			
고마리	노루귀	대극	산국	민들레
바위취	배초향	산마늘	삽주	쑥
앉은부채	컴프리			

소아질병	이하선염, 백일해, 소아감적 등에 효능			
비수리	뱀딸기			

알레르기 및 피부질환	아토피피부염, 가려움증, 습진, 옴, 부스럼, 두드러기 등에 효능			
고삼	까마중	도꼬마리	물레나물	석잠풀
괭이눈	박주가리	박하	제비꽃	명아주
백선	달맞이꽃	할미꽃	산자고	삼백초
삽주				

변비 및 다이어트	변비, 비만, 피부미용 등에 효능			
결명자	곰취	뚱딴지	부처꽃	석잠풀
제비꽃	질경이	피마자	해바라기	

참고문헌

- 『약초의 이용과 성분』 과학 백과사전출판사, 도서출판 일월서각
- 『동의보감』 동의보감출판위원회 도서출판 학력개발사
- 『동의약학』 과학 백과사전출판사, 도서출판 일월서각
- 『동의학 사전』 과학 백과사전출판사, 도서출판 까치
- 『본초학』 권승봉, 도서출판 영림사
- 『방약합편 해설』 신재용, 도서출판 성보사
- 『현대방약합편』 육창수, 도서출판 계축문화사
- 『약이 되는 야생초』 김태정, 대원사
- 『민간요법』 안덕균, 대원사
- 『오감으로 쉽게 찾는 우리 야생화』 이동혁, 이비락출판사
- 『우리약초꽃』 대구 약령시보존위원회
- 『임상방제학』 배승철, 도서출판 성보사
- 『한약방제학』 약학대학 한의학 교재연구회, 도서출판 정담
- 『중약대사전』 도서출판 정담
- 『원색한국본초도감』 안덕균, 교학사
- 『한국의 보약』 안덕균, 열린책들
- 『나에게 맞는 한방약』 안덕균, 열린책들
- 『우리 꽃 백 가지』 김태정, 현암사
- 『한국의 약용식물』 배기환, 교학사
- 『특허로 만나는 우리 약초』 조식제, 아카데미북
- 『주머니 속 풀꽃도감』 이영득·정현도, 황소걸음
- 『한국의 야생화 바로 알기 통합본』 이동혁, 이비락출판사
- 『실용 동의 약학 과학백과』 출판사 일월서각

도서출판 이비컴의 실용서 브랜드 **이비락**樂 은 더불어 사는 삶에
긍정의 변화를 줄 유익한 책을 만들기 위해 노력합니다.

원고 및 기획안 문의 : bookbee@naver.com